Gerichtliche Medizin
in Einzeldarstellungen
Herausgegeben von
K. Walcher-Würzburg
unter Mitwirkung von
K. Meixner-Innsbruck, H. Merkel-München, Ph. Schneider-Wien,
Fr. Timm-Jena, H. Zangger-Zürich

1

Das Neugeborene in forensischer Hinsicht

Von

Professor Dr. Kurt Walcher
Vorstand des Instituts für gerichtliche Medizin und Kriminalistik
an der Universität Würzburg

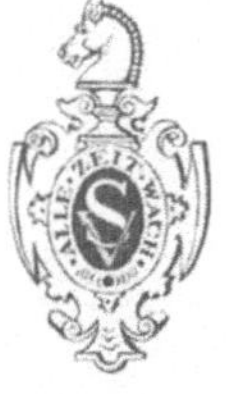

Berlin
Springer-Verlag
1941

ISBN 978-3-642-88798-7 ISBN 978-3-642-90653-4 (eBook)
DOI 10.1007/ 978-3-642-90653-4

Zur Einführung.

Jeder Arzt in Deutschland und wohl auch in den meisten anderen Ländern ist verpflichtet, einer Ladung als Sachverständiger Folge zu leisten. Oft erscheint der Arzt zunächst als Zeuge vor Gericht, und der Gang der Verhandlung ergibt dann häufig die Notwendigkeit für den Richter, ihn als Sachverständigen zu hören. Dabei ist nicht selten festzustellen, daß er über neuere Anschauungen bei forensischer Beurteilung schwierigerer Fragestellungen nicht genügend orientiert ist. Neue Untersuchungsmöglichkeiten und -methoden sind gefunden worden, andere Deutungen bekannter medizinischer Tatbestände haben sich ergeben. In einer Zeit, in der auf dem Gebiete der Rechtspflege derartig wichtige Veränderungen vor sich gehen, wie es in Deutschland z. B. die Entwicklung von dem alten, seit mehreren Menschenaltern gültigen Strafrecht zum neuen nationalsozialistischen Volksstrafrecht ist, hat auch die Medizin und damit jeder Arzt, der im Rahmen dieses Rechts als Sachverständiger Gehilfe und Berater des Richters ist, die Aufgabe, sich die Fortschritte unserer Erkenntnis auf dem jeweiligen Gebiet ärztlicher Sachverständigentätigkeit nach Kräften anzueignen. Mannigfache Versuche dazu sind auch im deutschen Schrifttum schon vorhanden und erfüllen diese Aufgabe zu ihrem Teil. In der von uns nunmehr begonnenen Schriftenreihe soll versucht werden, auf Einzelgebieten dem Arzt einen Überblick besonders über die schwierigeren forensischen Beurteilungen medizinischer Tatbestände zu geben. Freiheit, Ehre und Leben des einzelnen stehen auf dem Spiel, nicht weniger aber die Rechtssicherheit, der Rechtsschutz der Allgemeinheit, die immer mehr auch Gefährdungsschutz verlangt. Ebenso, wie auf dem rein medizinischen Gebiet Vorbeugen, Gesunderhalten für die Volksgesundheit noch wichtiger ist als nachträgliches Heilen, so ist auch auf unserem Gebiet die Mitarbeit an der Entwicklung des Gefährdungsschutzes der Allgemeinheit vor dem Zugriff rechtsbrechender Elemente ungeschriebene Pflicht jedes Arztes, mit den ihm gegebenen Mitteln. Und diese sind nicht gering im Gesamtrahmen des Rechts. Von jeher, auch in früherer Zeit schon, galt es als ein Zeichen umfassender Bildung eines guten Arztes, auf dem forensischen Grenzgebiet sich nicht bloß ganz oberflächlich — das ist immer gefährlich — auszukennen, sondern wenigstens auf besonders wichtigen Gebieten, wie z. B. Kindstötung, Fruchtabtreibung und vielen anderen, aus eigenem Wissen mitreden zu können.

Die nun folgenden Schriften sollen nicht Monographien in dem Sinne sein, daß darin alles Lehr- und Handbuchmäßige über das betreffende Einzelgebiet enthalten ist, sondern sie sollen dem Leser, ausgehend von seiner doch zumeist vorhandenen gewissen Grundlage eigenen Wissens, Fühlung vermitteln mit der Weiterentwicklung unserer Anschauungen und Nachweismöglichkeiten, die ja in inniger Wechselwirkung stehen mit den Fortschritten des geschriebenen Rechts, und die so oft entscheidend beitragen zu der Sicherung des Beweises bei Rechtsansprüchen des einzelnen oder der Allgemeinheit.

Für die Fachgelehrten soll die Möglichkeit geschaffen werden, ihre Hauptarbeitsgebiete mit ihren eigenen Ergebnissen darzustellen und in einer eigenen Schriftenreihe vorzulegen, was bisher nur in beschränktem Umfang möglich war, und zwar vorwiegend für einen medizinischen Leserkreis. Die Vertreter anderer medizinischer Fächer, die häufiger mit gerichtsärztlichen Problemen in Berührung kommen, werden ebenfalls vielleicht angeregt werden, von ihrem speziellen fachärztlichen Standpunkt aus in die Diskussion forensisch-medizinischer Fragen einzugreifen. Gerade die zusammenfassende Aufgabe der gerichtlichen Medizin (Medizin für das Recht) legt die Mahnung zur Synthese besonders nahe. Mannigfache Ansätze zu einer solchen Zusammenarbeit sind in verschiedenen Ländern und zu verschiedenen Zeiten zu erkennen; die Nachteile allzu weitgehender Spezialisierung für die Sachverständigentätigkeit könnten gerade dadurch am besten ausgeglichen werden, daß der Gerichtsmediziner nicht erst im Gerichtssaal mit den Vertretern anderer Fächer am Sachverständigentisch zusammentrifft, sondern daß beide schon vorher, „in Friedenszeiten", zu einer Aussprache über strittige Grenzgebiete gelangen. Viele Nachteile, die für die praktische Rechtsprechung und auch für die weitere Entwicklung des Rechts, auch des Verfahrensrechts, sich immer wieder im Gefolge solcher unvermittelten Gegenüberstellungen ergeben, könnten auf diese Weise am ehesten vermieden werden. Den Vorteil davon würden in erster Linie der Recht suchende und sprechende Staat haben und das Recht heischende Volk.

Inhalte der nächsten Hefte werden voraussichtlich Bearbeitungen folgender Gebiete sein:

Zeitbestimmungen auf Grund biologischer Merkmale.
Über Luftembolie bei Abtreibung und Geburt.
Anatomische Beurteilung von Hirnverletzungen.
Über Wundballistik bei Schußverletzungen.
Die Erkennung des verletzenden Vorganges bei stumpfen Kopfverletzungen.
Beweisverfahren beim Verkehrsunfall.
Die naturwissenschaftlichen Grundlagen der Lehre von den Blutgruppen.
Über Wasserleichen.
Histochemische Untersuchung auf Gifte.

Würzburg, im September 1941.

K. Walcher.

Inhaltsverzeichnis.

Einleitung.

Der Schutz des neugeborenen Kindes muß in erster Linie sein Leben und in zweiter Linie sein Fortkommen und Gedeihen ins Auge fassen. Das Leben des Neugeborenen wird gegen Angriffe geschützt durch Strafandrohung. Die Anwendung des Strafgesetzes hat aber zur Voraussetzung, daß die Straftat aufgedeckt und nachgewiesen wird. Bei diesen Aufgaben spielt der medizinische Sachverständige von jeher eine wichtige Rolle. Die Inanspruchnahme des medizinischen Sachverständigen rechtfertigt sich aber nur dann, wenn er die in Betracht kommenden Gesichtspunkte und Möglichkeiten und den Erfahrungsschatz auf dem Gebiet genau kennt. Sonst kann sich — und das muß einmal ausgesprochen werden — die Heranziehung des medizinischen Sachverständigen, der nur über ein Teilwissen verfügt, dahin auswirken, daß er bei an sich einfacheren Fällen durch „wissenschaftliche" Zweifel auf Grund einer vielleicht nebensächlichen Feststellung oder Unklarheit den Richter in der Rechtsprechung unsicher macht, den Laienrichter gewiß noch viel leichter als den Berufsrichter. Gummersbach hat auf ungerechtfertigte Freisprüche von Kindsmörderinnen mit Recht hingewiesen und die Rolle des Sachverständigen dabei berührt, der zweifellos nicht ganz unbeteiligt war bei einem beträchtlichen Teil seiner Fälle. Mehr denn je muß nach Überwindung allzu individualistischen Denkens der wissenschaftlich arbeitende Sachverständige sein ganzes Gewicht in die Waagschale des richterlichen Ermessens werfen, um eine weitere Abnahme der Freisprüche, besonders derjenigen „mangels Beweises", zu erzielen. Wer in solchen Gedankengängen eine Grenzüberschreitung der „reinen Sachverständigentätigkeit" erblickt, ist sich wohl nie klar geworden darüber, daß der Sachverständige in erster und in letzter Linie der *Gehilfe* des Richters (nicht des Staatsanwalts) ist und sein muß, auch wenn er, besonders in der Voruntersuchung, meist auf Veranlassung der Staatsanwaltschaft oder ihrer Hilfsorgane (der Polizei) tätig war.

Die Auswahl des Sachverständigen ist Sache des Richters. Die Erfahrung lehrt, daß außer den gerichtlichen Medizinern vor Gericht sehr oft auch andere Ärzte, insbesondere Amtsärzte, Geburtshelfer, pathologische Anatomen und auch praktische Ärzte, auftreten, weil sie auf Vorschlag, sei es des Staatsanwalts, sei es des Verteidigers geladen sind. Eine allgemeine Kenntnis der Materie über den engeren Kreis der Gerichtsärzte und gerichtlichen Mediziner hinaus ist deshalb außerordentlich wünschenswert, weil so mancher ungerechtfertigte Freispruch einer oft sachlich unbegründeten Meinungsverschiedenheit der Sachverständigen entspricht.

Allgemeine zusammenfassende frühere Darstellungen.

Die Ergebnisse der Forschungen auf unserem Gebiet sind recht weit zerstreut, so daß nur der spezialistisch eingestellte Arzt sich hier auskennen kann. Wer nicht fortwährend mit diesen Dingen zu tun hat, ist auf zusammenfassende Darstellungen angewiesen; solche gibt es freilich eine ganze Reihe, ältere und jüngere. In erster Linie möchte ich die Monographie von HABERDA: Zur Lehre vom Kindsmord — in den Beiträgen zur gerichtlichen Medizin (Wiener Beiträge) Bd. 1, 1911, erwähnen. Weiterhin ist in der neuesten Zeit im Handbuch der Frauenheilkunde und Geburtshilfe (Biologie und Pathologie des Weibes) von HALBAN und SEITZ ein monographischer Beitrag von FRITZ REUTER im Rahmen seines Kapitels: „Forensische Gynäkologie" zu nennen. In der früheren Zeit war man auf den Beitrag von MERKEL im Handbuch der allgemeinen Pathologie und pathologischen Anatomie des Kindesalters von BRÜNING und SCHWALBE angewiesen, sowie auf das Kapitel von UNGAR im Handbuch der gerichtlichen Medizin von SCHMITTMANN, Bd. 2, 1905, weiter auf WINCKELS Handbuch der Gynäkologie, Kapitel: Gerichtliche Geburtshilfe, von STUMPF; außerdem auf die gerichtliche Geburtshilfe von ROSTHORN und KERMAUNER im Handbuch der ärztlichen Sachverständigentätigkeit von DITTRICH, 1911. Auch die Schriften von FRITSCH und von FABRICE sind hier noch zu nennen und die Monographie von DITTRICH sowie die Abhandlungen von BUHTZ und BECK im Handwörterbuch der gerichtlichen Medizin und Kriminalistik. Seither ist im spezialistischen gerichtsmedizinischen Schrifttum eine Fülle von Arbeiten erschienen, an denen wir heute nicht vorbeigehen dürfen. In der folgenden Darstellung wird versucht, einigen Anforderungen gerecht zu werden, die an den Arzt im Gerichtssaal bei Fällen von Kindestötung gestellt werden, und zwar im Schwurgericht bei Kindsmordfällen, vor dem Amtsgericht und vor der Strafkammer bei fahrlässiger Tötung des neugeborenen Kindes. Diese Anforderungen sind recht umfassend; es gehört dazu die Kenntnis der subjektiven und objektiven Schwangerschaftszeichen, des körperlichen und seelischen Verhaltens der Schwangeren überhaupt, der Vorgänge bei der Geburt in objektiver und subjektiver Hinsicht, des Verhaltens von Mutter und Neugeborenen, sowohl kürzere, wie etwas längere Zeit nach der Geburt. Außerdem ist von besonderer Wichtigkeit das Verhalten des Neugeborenen bei Geburtsschädigungen, bei angeborenen und gleich nach der Geburt erworbenen Krankheiten, der Leichenbefund sowohl des „normalen" wie des „kranken" Neugeborenen, einschließlich der Verhältnisse bei den verschiedenen Graden der Unreife. Weiter müssen auch die Leichenveränderungen berücksichtigt werden, welchen die Leiche des Neugeborenen in den verschiedenen Zeiten nach dem Tod unterliegt, weil ja so häufig die Leiche erst längere Zeit nach dem Tode gefunden wird. Bei der Fülle dieser Anforderungen muß aber doch eine gewisse Auswahl der Gesichtspunkte erfolgen, und diese Auswahl kann sich nur nach den praktischen Erfahrungen im Gerichtssaal richten. Die Darstellung würde sonst ins Uferlose gehen, weil ja die gesamte normale und pathologische Anatomie, Physiologie und Klinik des Neugeborenen zu behandeln wären und außerdem sämtliche gewaltsamen Schädigungen und Todesarten des Neugeborenen. Immerhin soll die Darstellung so sein, daß der Sachverständige darin womöglich allen Fragestellungen begegnet, die praktisch vorkommen;

entsprechend der Häufigkeit gewisser Behauptungen, besonders von seiten der Kindsmutter, im Gerichtssaal, muß auf diese, die man mit Schutzbehauptungen bezeichnet, naturgemäß ein etwas größerer Wert gelegt werden als auf seltene Behauptungen und Vorgänge.

Eine historische Einleitung würde den Rahmen dieser Darstellung überschreiten, obwohl z. B. aus der hochnotpeinlichen Halsgerichtsordnung Karls V. außerordentlich interessante Bestimmungen zu nennen wären. Ich begnüge mich mit einer Wiedergabe eines Ediktes des Königs von Preußen aus dem Jahre 1765, auf welches mich in dankenswerter Weise Professor ZANGGER aufmerksam machte.

EDICT wider den Mord neugebohrner unehelicher Kinder, Verheimlichung der Schwangerschaft und Niederkunft.

De Dato Berlin den 8. Februarii 1765. BRESLAU, zu finden in Wilhelm Gottlieb Korns Buchhandlung.

Wir Friderich von Gottes Gnaden, König in Preußen, Markgraf zu Brandenburg, des heiligen Römischen Reichs Erzkämmerer und Churfürst; usw. usw.

Thun kund und fügen hiermit zu wissen; Nachdem seit einiger Zeit das Verbrechen, da Weibs-Personen ihre unehlich neugebohrne Kinder mit bösen Vorsatz, oder durch Verwarlosung, so aus Verheimlichung der Schwangerschaft und der Geburt veranlasst wird, um das Leben bringen, häufiger als jemals geworden, als werden Wir in die Nothwendigkeit gesetzt, diesem Uebel durch ein geschärftes Edict zu steuren.

De Dato Berlin den 8. Februarii 1765.

§ 1. Eine jede vorsätzliche Kinder-Mörderin soll mit dem Schwerdte am Leben gestrafet und dabey kein Unterschied gemacht werden, ob sie gewaltsame Hand an ihr Kind geleget und demselben eine tödliche Verletzung zugefüget, oder ob sie nur ihrem Kinde die nöthige Pflege, Wartung und Nahrung zu reichen unterlassen hat, desgleichen ob das Kind nach der Geburt frisch und munter, oder ob es schwach und bereits sterbend gewesen ist, ob die dem Kinde zugefügte Verletzung und die Entziehung der nöthigen Pflege und Wartung ganz allein dessen Tod verursachet hat, oder ob selbiger zugleich durch Zufälle oder Umstände, welche dem bösen Vorhaben seiner Mutter nicht eigentlich zugeschrieben werden können, ist befördert, oder auch von jenem allein verursachet worden, sondern in allen diesen Fällen, soll die auf einen vorsetzlichen Kinder-Mord gesetzte Todes-Strafe statt finden.

Mit eben dieser Todes-Strafe sollen diejenigen Weibs-Leute beleget werden, die an ihren nur erst neugebohrnen Kindern nicht in der Absicht, sie dadurch zu tödten, sondern zu einem andern Ende etwas unternehmen, wovon ein jeder vernünftiger Mensch einsehen kan und muss, dass es Kindern schädlich sey und welches würklich den Tod nach sich gezogen hat, zu Exempel wenn eine Gebährerin, um das Schreyen ihres Kindes zu verhindern, demselben den Mund zuhält oder verstopfet, oder auf eine andere Weise das freye Athemholen hemmet und darüber das Kind erstickt ist, und soll auch in einem dergleichen Falle der Vorwand, dass der Tod nur zufälliger Weise aus dem beregten Unternehmen erfolget sey, zu keiner Entschuldigung dienen.

Diejenige Weibs-Person, die geflissentlich ihre Geburt an einem dergestalt gefährlichen Orte verrichtet, oder zu ihrem Gebähren solche Anstalten macht, daß das Kind sobald es aus Mutterleibe kommt, sein Leben nothwendig verliehren muß, soll ebenfalls mit dem Schwerdte vom Leben zum Tode gerichtet werden, wenn auch gleich nicht ausgemittelt werden kann, dass das Kind lebendig zur Welt gekommen sey und der Vorwand einer Uebereilung mit der Geburt, soll auch nur alsdenn und sonst nicht zur Entschuldigung gereichen, wenn die Beschuldigte glaubwürdig ausführt und also nicht bloss vorwendet, daß sie

1) Bey Antretung der Geburt Hülfe geruffen,

2) Augenblicklich nach der Geburt dieselbe und was dem Kinde wiederfahren ist, kundbar gemacht und

3) Zur Rettung des Kindes alles Mögliche angewendet habe.

Wenn eine Weibs-Person binnen denen ersten 24 Stunden nach der Geburt ihr Kind verscharret, oder wegwirft, oder an einem Ort, wo es ersticken oder vor Kälte umkommen muß, hinleget, oder wenn sie mit ihrem Kinde sonst etwas unternimmt, davon es nothwendig hat sterben müssen, wenn es damahls noch lebendig gewesen ist und es findet sich bey der Besichtigung, daß das Kind in oder nach der Geburt würklich gelebet hat; so soll eine solche Weibes-Person als eine vorsätzliche Kinder-Mörderin, am Leben gestrafet, und ihr Vorwand, dass sie kein Leben an ihrem Kinde verspühret, sondern selbiges für todt gehalten habe, ganz und gar nicht geachtet werden.

Trüge sich aber zu, dass 1) entweder in dem Fall, wenn ein Weibes-Mensch geflissentlich an einem gefährlichen Orte, wie oben erwehnet ist, gebohren hat, die Aerzte für gewiss behaupteten, dass das Kind schon im Mutterleibe todt gewesen sey.

2) Oder in denen übrigen vorhin angeführten Fällen davon, dass das Kind lebendig zur Welt gekommen sey, oder in der Geburt noch gelebet habe, keine genugsame Gewissheit zu erlangen stünde.

3) Oder die Verbrecherin leugnete, auch nicht überführet wäre, diejenige Gewalt, wodurch ihr Kind um das Leben gekommen ist, demselben zugefüget zu haben, oder unnatürlich mit dem Kinde umgegangen zu seyn, gleichwohl dieselbe ihre Geburt vorsetzlich verheimlichet hätte und nicht beweisen könte, dass die an des Kindes-Körper verspührte Gewalt durch einen Zufall entstanden sey, woran die Verheimlichung der Geburt keinen Theil hat.

4) Oder die Verbrecherin bloss leugnete, oder nicht überführet wäre, vorsätzlich ihrem Kinde die tödtliche Gewalt zugefüget, oder es vorsätzlich unnatürlich behandelt zu haben, auch gleichwohl nicht glaubwürdig machen könte, dass es aus Fahrlässigkeit, oder von ungefehr geschehen sey.

5) Oder die Verbrecherin zwar geständig, oder überführet wäre, vorsätzlich ihrem Kinde die tödtliche Gewalt zugefüget, oder selbiges unnatürlich behandelt zu haben, hingegen die Aerzte behaupteten, daß das Kind todt auf die Welt gekommen sey.

6) Oder endlich die Verbrecherin die Geburt verheimlichet und nach der unten zu gebenden Vorschrift sich nicht betragen hätte, gleichwohl dieselbe eines vorsätzlichen Mordes nicht überführet, vielmehr zweifelhaft wäre, ob das Kind durch Bossheit oder andere Zufälle umgekommen seyn möge, überdis der Körper des Kindes durch die Schuld der Angeklagten nicht zum Vorschein gebracht werden könte, oder dieselbe gar aus Hartnäckigkeit den rechten Ort, wo solcher Körper anzutreffen ist, nicht anzeigen wolte.

In allen diesen Fällen sollen die Verbrecherinnen zwar mit der Todes-Strafe verschonet, jedoch öffentlich zur Staupen geschlagen, und darauf Zeit Lebens zur Vestungs-Arbeit gebracht werden.

§ II. Eine jede in Unehren schwanger gehende Weibs-Person muß ihre Schwangerschaft, wenn sie gleich von niemanden deshalb befraget, oder zur Rede gestellet wird, oder bey Herannahung der Geburtszeit, die bevorstehende Geburt wenigstens einer ehrbaren und verständigen Frau die selbst Kinder gehabt hat, offenbahren und durch selbige sich die zu ihrer Geburt nöthige Hülfe zu verschaffen suchen.

Geschiehet die Geburt unter dem Beystande einer solchen Frau und das Kind stirbt, in oder bald nach der Geburt, so muß das todte Kinde denen Gerichten des Orts sofort vorgezeiget werden, und die gebährerin ist schuldig, nach Vermögen zu veranstalten, dass solches geschiehet, oder, dafern solches ohne ihre Schuld ist unterlassen worden, so bald als sie Nachricht davon erhält und ihre Kräfte es verstatten, selbst denen Gerichten davon Anzeige zu thun; unterlässet sie diese, so soll sie mit einer zehnjährigen Zucht-Haus-Arbeit bestrafet werden. Gleichergestalt muß in diesem Falle die Weibes-Person, unter deren Beystand, oder in deren Gegenwart das Kind ist gebohren worden, bey Vermeydung einer dreijährigen Zucht-Haus-Straffe dafür sorgen und stehen, daß das Kind also fort der Obrigkeit des Orts vorgezeiget werde.

Geschiehet aber die Geburt in zweyer ehrbaren Weiber Gegenwart, worunter auch der Gebährerin Mutter mit zu rechnen ist und hat die Gebährerin sich während ihrer Schwangerschaft oder doch vor dem Anfange der Geburts-Arbeit sich denenselben anvertrauet; so soll nicht nöthig seyn, wenn das Kind todt zur Welt gekommen, oder bald nach der Geburt verstorben ist, die geschehene Geburt der Obrigkeit anzuzeigen und das todte Kind derselben vorzuweisen, sondern es sollen die zum Beystande erbethene, oder beruffene Weibes-Leute, bey nachdrücklicher Ahndung und schuldiger Genugthuung an den beleidigten Theil, den Vorfall verschwiegen halten und an niemanden außer der Obrigkeit, wenn es von derselben verlanget wird, davon etwas sagen. Insbesondere wird denen Wehmüttern, oder Hebammen, auf ihre Eydes-Pflicht aufgegeben, in der vorhin gedachten Maasse eine genaue Verschwiegenheit zu beobachten.

§ III. Wenn eine in Unehren schwanger gewordene Weibes-Person die vorstehene Vorschrift nicht beobachtet; so soll sie bloß um des willen schon mit Zucht-Haus-Arbeit, und zwar, wenn das Kind am Leben bleibt, auf 6 Jahre, sonst aber, es mag das Kind todt zur Welt gekommen, oder nach der Geburt erst verstorben, auf 10 Jahre bestraffet werden, es wäre dann dass sie noch bey der herannahenden Geburts-Zeit, jedoch vorher, ehe die Geburts-Arbeit ihren Anfang genommen hat, sich die Hülfe wenigstens einer ehrbaren Frau verschaffet hätte.

Dahingegen sind auch diejenigen, der geordneten 6 oder 10jährigen Zucht-Haus-Straffe unterworffen, die zwar ihre Schwangerschaft offenbahret, jedoch hernach vorsätzlich oder geflissentlich heimlich gebohren haben. Hierbey soll der Vorwand einer Uebereilung mit der Geburt gar nicht zu gelassen werden, wenn entweder die Geschwächte ihrer Schwangerschaft vorgeschriebenermaßen nicht offenbahret hat, oder wenn Sie gleich solches gethan, Sie dennoch vor der Geburt auch eine Stunde krank gewesen ist, oder Schmerzen empfunden hat, indem eine jede geschwächte Weibes-Person bey Vermeidung der festgesetzten 10 und 6jährigen Zucht-Haus-Strafe schuldig seyn soll, sogleich als sie die gedachten Beschwerlichkeiten verspühret, nach allem ihrem Vermögen sich nach einer Geburts-Hülffe zu bestreben und soll der Vorwand, daß sie solche Beschwerlichkeiten vor keine Geburts-Schmerzen gehalten, sondern einer andern Ursache zu geschrieben habe, gar nicht statt finden.

Selbst in dem Falle, wenn eine geschwächte Weibes-Person würklich und wahrhaftig durch die Geburt übereilet wird, muß dieselbe bey eben der geordneten 10 und 6jährigen Zucht-Haus-Strafe und nach befinden der Strafe, des Schwerdts und des Staupenschlages sobald Sie die Noth antritt, um Hülfe rufen und das Kind, so sie zur Welt gebracht hat, gleich nach der Geburt, es sey todt, oder lebendig, zum Vorscheine bringen, selbiges auch, sobald es nur immer geschehen kan, denen Gerichten ihres Orts vorzeigen. Die Entschuldigung, daß die Geschwächte ihrer Schwangerschaft nicht gewiß gewesen, oder daran gezweifelt und sie nicht vermuthet habe, findet niemahls statt.

§ IV. Wenn unverheyrathete, oder von ihren Ehemännern abgesondert lebende verehelichte Weibes-Personen, in den Verdacht einer in Unehren sich zugezogenen Schwangerschaft fallen; so müssen vorzüglich die Eltern, und sonderlich die Mütter, oder die an deren Stelle sind, so lange sie mit ihren Töchtern an einem Orte sich aufhalten, hernach die nächsten Anverwandten, ferner die Dienst-Herrschaften, oder in deren Abwesenheit und wenn Sie sonst wegen ihrer persönlichen Umstände ihr Gesinde nicht selbst in genauer Obacht halten können die Domestiquen, denen die Aufsicht über das Weibliche Gesinde besonders aufgetragen ist, endlich auch bey Bauers- und gemeinen Handwerks-Leuten neben denen schon gemeldeten Personen, die Obrigkeiten die in Verdacht genommenen Weibes-Personen, unter Vorhaltung derer verdächtigen Umstände über ihre Schwangerschaft befragen, insonderheit durch Erinnerung der in diesem Edicte auf die Verheimlichung der Schwangerschaft und Geburt gesetzten Strafe zum Bekenntnisse ermahnen, und wenn sie solches verweigern, einen erfahrnen Arzt zu Rathe ziehen oder auch die verdächtigen Personen durch eine geschworne Hebamme besichtigen lassen.

Gestehet nun die verdächtige Person die Schwangerschaft, oder wird dieselbe bey der Besichtigung schwanger befunden, so muß Sie unter einer beständigen Aufsicht bis zur Geburth gehalten werden, damit sie keine Gelegenheit bekommen möge, heimlich zu gebähren; Und es lieget vorzüglich denen Obrigkeiten ob, auf die ihnen desfalls geschehne Anzeige, oder sonstzukommende Kentniss, das nöthige desfalls zu veranstalten.

Denen Hebammen wird auf ihre Eydes-Pflicht eingebunden, zu dergleichen Besichtigungen sich unweigerlich gebrauchen zu lassen und wenn die in Verdacht bezogene Person bey der Besichtigung unschuldig befunden wird, den Vorfall verschwiegen zu halten; Ein gleiches muss von denen so die Besichtigung veranlasset haben, bey Vermeydung nachdrücklicher Ahndung geschehen.

Auch müssen die Eltern und Dienst-Herrschaften bey willkührlicher Strafe sich enthalten, durch unzeitige und unbillige Härte, gefallene Weibes-Personen zur Verzweiflung und Verübung eines größeren Uebels zu verleiten; Insonderheit müssen die Dienst-Herrschaften dergleichen Weibes-Personen nach entdeckter Schwangerschaft nicht eher aus dem Dienst setzen, bis sie vorher die nötigen Mittel, um die heimliche Geburt zu verhindern angewendet, oder doch der Obrigkeit des Orts den habenden Verdacht umständlich angezeiget haben.

Ferner ist es eine Pflicht derer, die eine Weibes-Person in Unehren geschwängert oder Unzucht mit derselben getrieben haben, daß wenn diese Weibes-Person ihnen ab auch gleich nur auf eine versteckte Weise ihre Schwangerschaft, oder ihre Besorgniss, daß sie wohl gar schwanger seyn möge, zu erkennen gegeben hat, sie entweder selbst veranstalten, damit dieselbe sich zweyen ehrbaren Weibern vertraue, oder, wenn sie dazu nicht zu bringen ist, die ihn entdeckte Schwangerschaft, der gefallenen Person Mutter, wenn sie noch am Leben und mit derselben an einem Orte des Auffenthalts ist, sonst aber ihrer Dienst-Herrschaft und in beyder Ermangelung der Gerichts-Obrigkeit der geschwängerten Person anzuzeigen und soll solche Anzeigung denenselben ganz unschädlich seyn und für kein Bekenntnis des vorgegebenen Beyschlafs angenommen werden.

Die Mütter und die an deren Stelle sind, sollen wenn sie es an der ihnen obliegenden Vorsorge gänzlich, oder zum Theil ermangeln lassen und sich einer von denen folgenden Fällen begiebet, dass die in Verdacht gewesene Weibes-Person nach Vorschrift dieses Edicts, entweder am Leben, oder mit dem Staupenschlage, oder mit Zucht-Haus-Arbeit bestrafet wird und die gedachten Personen durch Unterlassung ihrer Schuldigkeit, daran Schuld trügen mit Zucht-Haus-Strafe und zwar, wenn gegen die Verbrecherin die Lebensstrafe statt findet auf 5 Jahre, wenn gegen die Verbrecherin der Staupenschlag statt findet, auf 3 Jahre, wenn gegen die Verbrecherin eine 10jährige Zucht-Haus-Strafe statt findet, auf 2 Jahre und wenn die Verbrecherin eine 6jährige Zucht-Haus-Arbeit verwürcket hat, auf 1 Jahr bestrafet werden, wenn nicht etwa wegen unterlassener Vorzeigung des todtgebohrnen, oder bald nach der Geburt verstorbenen Kindes, die Strafe wie oben festgesetzet worden zu schärfen ist.

Gleich hart und in eben dieser Proportion sind diejenigen zu bestrafen, die von der zu Falle gekommenen Weibes-Person die Schwangerschaft derselben in der oben beschriebenen Maasse erfahren und die ihnen auf solchen Fall in dem obigen aufgelegte Pflicht aus denen Augen gesetzet haben, dafern nur aus ihrem Bekentnisse oder sonst woher dieses fest stehet, daß sie sich mit der geschwächten Weibes-Person, acht oder neun Monate vor deren Niederkunft fleischlich vermischt haben.

Gegen die übrigen nächsten Verwandten und die Dienst-Herrschaften, oder diejenigen Personen, die vorerwehntermaßen deren Stelle darunter zu vertreten haben, desgleichen gegen die Obrigkeiten soll im Fall einer ihnen zur Schuld kommenden Vernachlässigung ihrer Obliegenheit, nach deren Größe und Schädlichkeit mit willkührlicher doch nachdrücklicher Strafe verfahren werden; Ueberdem sollen alsdann die Dienst-Herrschaften, oder die, so an deren Stelle sind, desgleichen die Gerichts-Obrigkeiten, vor die Kosten der Inquisitionen in dem Zuchthause, oder auf der Vestung, wenn und in so fern selbige etwa durch ihre Arbeit den Unterhalt sich nicht selbst verdienen können, mit haften.

Uebrigens müssen die in diesem Abschnitte erwehnte Personen, die ihnen gegebene Vorschriften so gleich als sie zu einem Verdachte gegen eine Weibes-Person den ersten Anlass bekommen genau befolgen, und darunter nicht säumen, ungeachtet Personen vorhanden sind, denen nach diesem Edicte vorzüglich oblieget, die heimliche Geburt der verdächtigen Person zu verhindern.

Gehet eine in Unehren geschwängerte Weibes-Person vor ihrer Niederkunft aus dem Dienst worinn sie bis dahin gestanden hat, oder wird sie desselben entlassen, so ist schon oben verordnet, dass die Dienst-Herrschaft, oder die Person so deren Stelle vertritt, der Verantwortung Schuld und Strafe nicht anders entgehen könne, als wenn sie entweder selbst zur Verhütung der heimlichen Geburt die erforderten Anstalten gemacht, oder der Obrigkeit von der schwangern Person Entlassung und wegziehen, sofort Anzeige gethan hat.

Gleichermaßen gereicht es keiner Gerichts-Obrigkeit zur Entschuldigung, oder Minderung ihrer Schuld und Verantwortung, wenn die Geschwängerte vor ihrer Niederkunft unter eine andere Gerichts-Obrigkeit sich begeben hat, wo Sie nicht so fort nach erhaltener Nachricht solches Vorfalls, der Obrigkeit in deren Gebieth die schwangere Person gezogen ist, von der Schwangerschaft und den darüber geschöpften Verdacht, hinlängliche Nachricht giebt, oder im Fall der neue Ort des Auffenthalt der Geschwängerten von deren desfalls zu verhörenden Verwandten und Bekandten so geschwind, als es die vermuthete Zeit der Niederkunft zu erfordern scheinet, nicht zu erfahren stehet, den Vorfall mit kentbahrer Bezeichnung der Person in den Intelligentz-Blättern der Provinz dreymahl hintereinander bekandt machet, und daß eines oder das andere gehörig geschehen sey, in dem erstem Falle mit einem Scheine der Gerichts-Obrigkeit, in deren Gebieth die Geschwängerte sich hinbegeben hat und in dem zweiten mit denen Intelligentz-Blättern worinn das Inserat befindlich ist, dociret, und sind die Gerichts-Obrigkeiten in deren Gebieth eine schwangere Weibes-Person dienet, oder sich aufhält, bey Vermeydung gleicher Verantwortung und Strafe schuldig; die zuverlässige Verfügung zu machen, daß es ihnen und zwar also fort gemeldet, oder sonst bekandt werden muß wenn dieselbe Person sich aus ihrem Gebiethe wegbegiebt, oder aus selbigen und von dem zeitigen Orte ihres Auffenthalts entfernet.

§ V. Damit endlich die in Unehren schwanger gewordene Weibes-Leute, um so weniger Bedenken finden mögen, ihre Schwangerschaft bekandt werden zu lassen und nach der Vorschrift dieses Edicts von freyen Stücken anzuzeigen; so sollen um ein grösseres Uebel zu verhütten von nun an alle Huren-Strafen, von welcher Gattung und Art sie seyn mögen, völlig abgeschaffet seyn, und dergleichen Weibes-Leute ihres begangenen Fehltritts halber zu keiner Strafe ferner gezogen, auch ihnen nicht der geringste Vorwurf deshalb oder einige Schande gemacht werden.

Gegenwärtiges Edict soll allenthalben so fort publiciret werden und mit zwey Monathen nach geschehener Publication verbindlich seyn; Und wie Wir zu besserer Fassung für den gemeinen Mann die angedruckte Summarien daraus anfertigen lassen so sollen diese auch statt des Edicts alle Bus tage Wechselweise bald in dem Vor- bald in dem Nachmittags-Gottesdienst, das ganze Edict aber nur einmal des Jahres an einem derer drey hohen Fest-tage öffentlich verlesen werden.

Uhrkundlich unter Unserer Höchst Eigenhändigen Unterschrift und aufgedruckten Königl. Insiegel. Gegeben Berlin den 8ten Februarii 1765.

Friderich

L. S.

v. Jariges. v. Fürst. v. Münchhausen. v. Dorvill.

SUMMARIA den neuen Edicts gegen den Kinder-Mord.

1. Alle, außer der Ehe, geschwängerte Personen bleiben wegen ihrer Schwängerung, von aller Strafe und Vorwurf frey.

Sie müssen aber dagegen solche wenigstens einer ehrbaren Frau, welche selbst Kinder zur Welt gebracht hat, offenbaren und sich derselben Hülfe bey der Niederkunft versichern.

Kommt alsdann das Kind todt auf die Welt, oder es stirbt in- oder gleich nach der Geburth, so muss diese solches bey dreyjähriger Zuchthaus-Strafe, den Gerichten sofort vorzeigen. Sind hingegen zwey dergleichen Frauen bey der Niederkunft zugegen, so ist diese gerichtliche Vorzeigung nicht nöthig, und soll vielmehr der Vorfall, außer gegen die Gerichte, welche darnach fragen, gegen jedermann verschwiegen bleiben.

2. Auf die Verheimlichung der Niederkunft dergleichen Personen ist, wenn das Kind am Leben bleibt, eine sechs- wenn es aber todt zur Welt kommt, oder in und kurtz nach der Geburth verstirbt, eine zehnjährige Zuchthausstrafe gesetzt; und der Vorwand zweifelhafter, oder nicht geglaubter Schwangerschaft, findet kein Gehör.

3. Auf die der Schwangerschaft verdächtige und unverehelichte Weibs-Personen sollen Acht haben

1) die Eltern und insbesondere die Mütter, wenn sie mit ihnen in einem Hause oder Ort wohnen, imgleichen diejenige, welche ihre Stelle vertreten;

2) die nächste Verwandten, Dienst-Herrschaften und wenn diese durch ihre persönliche Umstände daran verhindert werden, die über das weibliche Gesinde gesetzte Domestiquen; und endlich bey Handwerks- und Bauers-Leuten, die Obrigkeiten.

4. Auf Versäumung dieser Aufsicht, ist

1) gegen die sub No. 1 benannte Personen, wie nicht weniger diejenigen, so mit denen Geschwängerten Weibs-Personen zugehalten und denen die Geschwängerte ihre Schwangerschaft entdecket und welche ihre heimliche Niederkunft nicht verhütet, bey erkannter Lebens-Strafe, gegen die Geschwängerte, eine fünf- bey erkannter Leibes-Strafe eine drey-bey erkannter zehen- und sechsjähriger Zuchthaus-Arbeit aber, eine respective zwey- und einjährige Zuchthaus-Arbeit;

2) gegen die übrige sub No. 2 aufgeführte Personen hingegen eine willkührliche Strafe festgesetzt und sollen die Dienst-Herrschaften und Obrigkeiten, im Contra-ventions-Fall, die Untersuchungs- und Unterhaltungs-Kosten der Inquisitin, in dem Zuchthaus tragen.

5. Vorsetzliche Kinder-Mörderinnen werden mit dem Schwerdt bestraft; und die Ausflucht, daß das Kind, Schwachheits halber nicht leben können, oder durch andere Ursachen, dessen Tod gefördert worden, kann, zur Verminderung dieser Straffe, nichts helfen.

Dahingegen aber auf

6. Staupenschlag und Lebenswierige Vestungs-Arbeit, asldann erkannt werden soll:

1) Wenn die Mutter zwar des Kinder-Mords überführt, solchen aber nicht bekennen will und zweifelhaft ist, ob das Kind nicht schon vor der Geburt todt gewesen.

2) Wenn die dem Kinde angethane Gewalt offenbar, die Mutter aber solche nicht an sich kommen lassen will und doch keine andere glaubwürdige Ursache davon anzugeben vermag; und endlich

3) wenn bey ermangelnder Überführung des Kinder-Mords, die Mutter ihr neugebohrnes Kind vor denen Augen des Gerichts verbirget.

A. Das reife Neugeborene in klinischer und anatomischer Hinsicht. Angeborene Schäden.

Verhalten des gesunden Neugeborenen gleich nach der Geburt.

Von praktischer Wichtigkeit ist die Frage: wie lange dauert es nach der Ausstoßung der Frucht, bis deutliche Lebenszeichen erfolgen, insbesondere Schreien und Bewegungen. Der erste Schrei ertönt nach einigen Sekunden, oft auch erst nach einer Minute und später, die erste Bewegung oft schon früher. Wenn sachverständiger Beistand bei der Geburt stattfindet — was bei Kindsmordfällen kaum je in Betracht kommt —, wird ja durch entsprechende Maßnahmen das Auslösen der ersten Lebenszeichen oft sehr beschleunigt. Bei unreifen Neugeborenen können die Zeiten stark verlängert und außerdem können diese Zeichen sehr abgeschwächt sein; es wird oft nur ein Wimmern von verschiedener Stärke wahrgenommen, auch die Bewegungen können äußerst schwach sein. Für gewöhnlich bewegt das Kind auch sehr bald die mimische Muskulatur. Die Kenntnis dieser Tatsachen ist notwendig, weil die Kindsmutter nicht selten behauptet, sie habe während einer kürzeren oder längeren Zeitspanne — zumal bei nächtlichen Geburten — keine Lebenszeichen wahrgenommen und deshalb das Kind für tot gehalten und z. B. in Tücher eingewickelt. Kürzlich handelte es sich bei einem meiner Fälle im Schwurgerichtssaal um die Frage, ob eine auf dem ländlichen Abort heimlich Gebärende das Zappeln des an der Nabelschnur in die Abortröhre hinunterhängenden Neugeborenen fühlen könne. Die Angeklagte bejahte auffallenderweise diese Frage.

Das Neugeborene hat in den ersten Augenblicken nach der Geburt sehr häufig eine leicht bläuliche Hautfarbe, die sich mit den ersten Atemzügen rasch ins Rötliche verändert. Die Bedeckung mit weißer Käseschmiere ist verschieden stark, besonders stark in den natürlichen Körperfalten und Gelenkbeugen, aber auch am behaarten Kopf. Aus Mund und Nase entleert sich bei normalen Kopflagen meist reichlich glasiger oder weißlicher Schleim (Fruchtschleim), gelegentlich auch von etwas blutiger Färbung. In der Regel entleert das Neugeborene in den ersten Augenblicken nach der Geburt den Urin, während die erste Ausstoßung von Kindspech (Meconium) meist etwas längere Zeit auf sich warten läßt. Hinter der Afteröffnung findet sich in der Regel ein größerer, glasiger Schleimpfropf.

Äußere Reifezeichen.

Die *äußerlich feststellbaren Reifezeichen* sind etwa folgende: Das Gewicht beträgt durchschnittlich 3000 g; es schwankt in beträchtlichen Grenzen. Die Länge beträgt durchschnittlich 50 cm, als normal gelten die Grenzen von 48—52 cm. Neben den wichtigsten Reifezeichen, das sind Länge und Gewicht, sind noch weitere beachtlich: die äußere Haut ist zwar zart, hat aber einen eigentümlichen Turgor, Fingereindrücke der äußeren Weichteile gleichen sich momentan aus. Die Farbe ist blaßrosa beim reifen Kinde, während sie mit zunehmenden Graden der Unreife immer mehr ins leuchtend Rote übergeht. Beim reifen Kinde sind Wollhaare hauptsächlich nur noch am Schultergürtel vorhanden, während der übrige Körper meist fast frei davon ist. Die Fingernägel überragen die Fingerkuppen und fühlen sich hornig an. Die Nasen- und Ohrknorpel sind schon kräftig entwickelt und beim Betasten deutlich in ihrer Konsistenz wahrnehmbar.

(Vgl. auch Rössle und Roulet sowie Wehefritz. Über die Rumpf- und Extremitätenmaße vgl. die Tabelle von Weissenberg bei Rössle und Roulet S. 110, über Mittel- und Grenzwerte der Kopfmaße sowie innerer Organe vgl. Zangemeister.)

Verhalten des kranken Neugeborenen gleich nach der Geburt.

Wenn ein Kind angeboren krank oder durch die Geburt geschädigt ist, so äußert sich das je nach der zugrunde liegenden Schädigung oder Krankheit verschieden, wobei freilich Übergänge vorkommen. Kinder mit angeborenem Herzfehler schwererer Art können von Geburt an eine bläuliche Farbe zeigen, die gelegentlich auch tiefblau sein kann; eine ähnliche Hautfarbe besteht beim blauen Scheintod, welcher besonders infolge von mangelhafter Atmung nach der Geburt bei Geburtsschädigungen beobachtet wird. Solche Kinder zeigen keine Atmung oder höchstens ein Wimmern, es fehlen Bewegungen zunächst ganz oder fast ganz. Wenn die Oberhaut und die sie bedeckende Vernix caseosa (Käseschmiere) gelblichgrünlich gefärbt ist, ebenso wie die Amnionscheide der Nabelschnur, so weist diese Färbung auf schon intrauterin erfolgten Abgang von Meconium hin. Solche Kinder sind dann in der Regel schwer geschädigt und werden häufig tot oder sterbend geboren, weil sie mehr oder weniger reichlich Fruchtwasser mit oder ohne Meconium infolge intrauteriner Asphyxie eingeatmet haben. Andererseits können die mangelhaften Lebenszeichen und das Blauwerden der Haut und der Schleimhäute auch auf andere Schädigungen hinweisen; in erster Linie ist hier die intrakranielle Blutung zu nennen, die, als Geburtsschädigung, aus zerrissenen Blutgefäßen des Tentorium cerebelli oder der Falx cerebri stammt. Häufig sind auch diese beiden Zustände miteinander kombiniert. Andere Krankheitszeichen, wie sie besonders der angeborenen Lues zukommen, sieht man heutzutage viel seltener als früher. Die äußere Besichtigung des lebenden Neugeborenen gibt jedenfalls nur selten Hinweis in dieser Richtung (z. B. Pemphigus neonatorum) und dasselbe gilt ja bekanntlich nach neueren Erfahrungen auch für den makroskopischen inneren Leichenbefund.

Verhalten des unreifen Neugeborenen gleich nach der Geburt (äußere Zeichen der Unreife).

Nicht selten hat man es in gerichtlichen Fällen mit *unreifen Neugeborenen* zu tun. Das unreife Neugeborene zeigt je nach dem Grad seiner Unreife Abschwächungen der Lebenszeichen: die Atmung kommt meist nur langsam in Gang, das erste Schreien tritt verspätet ein, ist schwächer, die Bewegungen sind langsam und spärlich. Die Hautfarbe ist leuchtend rot bis krebsrot wegen der mangelhaften Verhornung der Oberhaut, so daß die blutgefüllten Capillaren der Lederhaut stärker durchschimmern. Die Haut ist noch allenthalten mehr oder weniger dicht mit Wollhaaren besetzt, die Fingernägel erreichen knapp die Fingerkuppen oder überhaupt nicht, und fühlen sich, soweit feststellbar, weich an, ebenso sind die Nasen- und Ohrknorpel so schwach entwickelt, daß sie durch äußere Betastung schwer festzustellen sind.

Leichenbefund des „gesunden" Neugeborenen gleich nach der Geburt.

Der *Leichenbefund des reifen Kindes*, soweit es nicht angeborene Krankheiten hatte oder durch die Geburt erheblich geschädigt wurde, weist gegenüber dem Leichenbefund der Erwachsenen sehr große Unterschiede auf. Das Neugeborene ist, wie BESSAU sagt, nicht eine Miniaturausgabe des Erwachsenen. Die Körperproportionen sind wesentlich andere, der Gehirnschädel ist verhältnismäßig groß, der Gesichtsschädel klein. Auffallend groß sind die Maße des Bauches, der Thorax ist klein und faßförmig. Der Wassergehalt der Organe des Neugeborenen ist ein außerordentlich hoher, er beträgt bei reifen Neugeborenen im Durchschnitt 70 % (bei Erwachsenen 65 %). Einige Organe, so besonders das Gehirn, erscheinen besonders wasserreich. Die Haut und zwar die Lederhaut zeigt zwar auch schon einen erheblichen Festigkeitsgrad, dieser ist aber, verglichen mit der Haut des Erwachsenen, doch viel geringer. Ihre elastische Spannung ist zwar schon vorhanden, aber doch in wesentlich geringerem Grade als im späteren Leben. Das zeigen auch die Versuche von ÖKRÖS über die Retraktionsfähigkeit der elastischen Fasern der Haut. Das Unterhautfettgewebe ist deutlich vorhanden, zeigt am Bauche bei gut entwickelten Neugeborenen eine durchschnittliche Dicke von etwa 5 mm und im nicht hypostatischen Gebiet eine gelbliche oder gelblich-rötliche Farbe und eine deutliche Zusammensetzung aus einzelnen, schon dem bloßen Auge voneinander unterscheidbaren Fettläppchen. Die quergestreifte Muskulatur ist zart, blaßgrau-rötlich bis rosa, feucht.

Die Weichteile und die Knochen des Kopfes sind stark verschieblich, die Kopfschwarte verhältnismäßig leicht abhebbar; sehr häufig, ja in der Regel findet sich bei Kopflagen die Geburtsgeschwulst in Form einer serösen oder blutig-serösen, flachen, kugelsegmentartigen Anschwellung, entsprechend der Kopfeinstellung beim Geburtsvorgang, meist über einem der beiden Scheitelbeine. Die Beinhaut ist zart und durchscheinend an den Schädelknochen, sie läßt sich verhältnismäßig leicht von den Knochen abziehen. Die platten Knochen des reifen Neugeborenen zeigen besonders am Schädel einen, von einem gewissen Mittelpunkt aus verlaufenden, strahligen Bau, wie er besonders an den Scheitel- und Stirnbeinen erkennbar ist. Die Ränder sind mehr oder weniger gezackt. Die Dicke dieser platten Knochen beträgt durchschnittlich 1 mm oder 1—2 mm. Sie sind leicht mit der Hand zu biegen, ohne sofort einzubrechen. Die harte Hirnhaut haftet an den Nähten sehr fest, im Gegensatz zum Erwachsenen; zwischen den Schädelknochen finden sich im Bereich der Fontanellen straffe Bindegewebsmembranen. Die Schädelknochen sind leicht gegeneinander zu verschieben. Nicht selten findet man strahlige oder rundliche Ossifikationsdefekte.

Die harte Hirnhaut ist schon verhältnismäßig fest, aber leicht durchscheinend, die weichen Häute außerordentlich zart und völlig durchscheinend, kaum wahrnehmbar, die sogenannten PACCHIONIschen Granulationen noch nicht entwickelt; grubige Vertiefungen an entsprechender Stelle in den Schädelknochen fehlen völlig. Das Gehirn ist auffallend feucht, ziemlich weich, Rinde und Mark wenig unterscheidbar, das Mark häufig blutreicher als die blassere Rinde. Die Blutpunkte, d. h. die auf Sektionsschnitten zutage tretenden Durchschnitte blutgefüllter Gefäße sind verhältnismäßig spärlich. Bei stärkerem Blutgehalt nehmen die entsprechenden Teile des Gehirns einen leicht bläulichen oder bläulich-rötlichen Farbton an, während sie sonst mehr weißlich-grau, mit ganz leichter Tönung ins Gelbliche, aussehen und überdies eine stärkere Transparenz zeigen als im späteren Leben. Der Gehirnstamm zeigt eine etwas festere Konsistenz als die Großhirnhalbkugeln und auch als das Kleinhirn, besonders fest erscheinen die Brücke und das verlängerte Mark; natürlich alles bei Frühsektionen beobachtet. Die Gehirnkammern enthalten schon etwas klaren Liquor, das Ependym ist sehr zart und läßt die darunterliegenden Blutgefäße durchschimmern. Gefäßplatte und -geflechte (Tela und Plexus) zeigen oft eine derartige Blutstauung, daß dieselbe mit Blutungen verwechselt werden kann. Die Knochen des Schädelgrundes sind zwar nicht im einzelnen gegeneinander verschiebbar, doch läßt sich die Grundfläche des Schädels mit verhältnismäßig geringer Kraft in verschiedenen Richtungen zusammenpressen, so daß Verringerungen des Durchmessers um mehrere Millimeter leicht erreicht werden können, ohne daß irgendwo Brüche oder auch nur Nahtdiastasen entstehen.

Von den Nebenhöhlen sind die Paukenhöhlen mit den Trommelfellen einigermaßen entwickelt und nachweisbar, während Stirn-, Keilbein- und Kieferhöhlen noch gar nicht vorhanden bzw. sehr klein sind, so daß ihr Nachweis und der Nachweis von Erkrankungen in denselben keine praktische Bedeutung besitzt.

Die Kiefer sind zahnlos, an den skeletierten Kieferknochen der Neugeborenen aber sind die Zahnanlagen schon vorhanden. Die beiden auffallend flachen Unterkieferhälften sind vorne in der Mitte durch eine Synarthrose straff miteinander verbunden. Die Gaumentonsillen sind sehr wenig entwickelt, stellen nur ganz geringe, flache Erhebungen dar mit vereinzelten kleinen Grübchen. Der ganze lymphatische Rachenring ist noch außerordentlich schwach entwickelt. Daraus erklärt sich auch, zum Teil wenigstens, die geringe Anfälligkeit der Neugeborenen und Säuglinge gegenüber einer Reihe von Infektionskrankheiten (z. B. Diphtherie), bei denen die Erreger in erster Linie im Rachen haften. Bei den Halsweichteilen ist, abgesehen von den streifigen Blutungen in den Kopfnickermuskeln (sternocleidomastoideus) im allgemeinen nichts besonders Spezifisches beim Neugeborenen festzustellen, die Muskeln sind sehr leicht zu präparieren. Die Wirbelsäule zeigt noch starke Beteiligung des Knorpels am Aufbau, im Bereich jedes Wirbels finden sich in den Knorpelmassen Knochenkerne, sowohl in den Wirbelkörpern wie in den seitlichen Bögen und im Bereich der Dornfortsätze.

Der Brustkorb zeigt einen meist stumpfen Rippenwinkel, die Rippen sind bereits weitgehend verknöchert, aber sehr biegsam. Der Thymus fällt durch seine Größe auf, er bedeckt meist mehr wie die obere Hälfte der Vorderfläche des Herzbeutels und reicht mit seinen seitlichen Teilen ziemlich weit nach den seitlichen Begrenzungen des Mediastinum hinunter. Der Verlauf der großen

Blutgefäße in der oberen Brusthälfte ist besonders leicht präparatorisch darzustellen. Das Herz zeigt eine gewisse „Schildform", es ist besonders dadurch charakterisiert, daß beide Herzhälften so gut wie gleich entwickelt sind, entsprechend den Anforderungen des embryonalen Kreislaufes. Das subepikardiale Fett ist meist nur spärlich vorhanden, der Verlauf der oberflächlichen Gefäße meist besonders deutlich. Das Foramen ovale ist regelmäßig weit offen, ebenso der BOTALLIsche Gang für eine kräftige Sonde durchgängig. Die Blutgefäße, besonders die Aorta, zeigen eine hohe Elastizität.

Die *Lungen* bieten ein durchaus verschiedenes Bild, je nachdem sie beatmet oder nicht beatmet sind. Wegen der praktischen Wichtigkeit dieser Frage soll an dieser Stelle nur der Hinweis gebracht werden, daß die beatmeten Lungen den Thoraxraum viel weiter ausfüllen als die nichtbeatmeten. Die ersteren liegen mit ihren vorderen Rändern links bis zur Brustwarzenlinie, rechts nicht ganz so weit; die nichtbeatmeten reichen beiderseits nur etwa bis zur mittleren Achsellinie. Beatmete Lungen zeigen eine gelblich-rötliche Farbe; nichtbeatmete eine glaublaurote. Bemerkenswert ist die Tatsache, daß auch die beatmete Lunge des Neugeborenen bei Öffnung des Thorax nicht kollabiert (BERNSTEIN). Von anatomischer Seite (GRÄPER) wurden folgende topographisch-anatomische Feststellungen getroffen:

„Beim ungeborenen Kinde laufen die vorderen Pleuragrenzen etwa vom inneren Viertel der Clavicula senkrecht und parallel zueinander nach abwärts. Das Mediastinum heftet sich also mit sehr breiter Fläche an der vorderen Brustwand an. Die mächtig entwickelte Thymusdrüse findet aber selbst in einem Mittelfellraum von dieser Breite bei der geringen Tiefenausdehnung des Thorax nur zum kleinen Teile Platz und drängt sich schließlich in den Pleuraraum hinein, wo sie vor die atelektatischen Lungen zu liegen kommt.

Bei den ersten Atemzügen vergrößert sich nun mit dem Sagittaldurchmesser des Thorax auch der des Medastinum beträchtlich, so daß, wenn es dieselbe Breite beibehält, in ihm Platz wird für die bisher in den Pleuraraum gedrängten mächtigen Seitenteile des Thymus, und da das Organ außerordentlich weich und konfigurierfähig ist, wird es gewissermaßen in den Mittelfellraum hineingezogen unter Vertiefung seines sagittalen Durchmessers und seitlicher Abplattung, ein Vorgang, den man experimentell durch Einspritzen von Fixierungsflüssigkeit in die Pleurahöhlen beim Totgeborenen versinnbildlichen kann.

Sehr bald aber, und zwar wahrscheinlich schon in wenigen Minuten nach der Geburt schreitet die Erweiterung des Thorax in sagittaler Richtung weiter fort, und das Mediastinum muß sich, da es an Volumen nicht zunehmen kann, verschmälern. Das kann nun im hinteren Teile nicht geschehen, weil hier Organe mit ziemlich konstantem Volumen in ihrer Lage zur Wirbelsäule fixiert sind. Dagegen ist hierzu der der Brustwand unmittelbar anliegende Teil wegen seines zarten, lockeren und nachgiebigen Bindegewebes besonders geeignet. So kommt es, daß die vorderen Pleuragrenzen sich einander in der ersten Zeit nach der Geburt zuerst unten, dann auch oben immer mehr nähern. Besonders rasch rückt die rechte an der unteren Umbiegungsstelle vor und erreicht oder überschreitet sogar nach wenigen Atemzügen den Rippenbogen.

Deshalb hat man wahrscheinlich ein forensisch-diagnostisches Hilfsmittel dadurch in der Hand, daß man eine Nadel am Rippenbogen rechts neben dem Schwertfortsatz einsticht. Diese ist bei einem Neugeborenen, der ausgiebig geatmet hat, bei vorsichtiger Sektion vom rechten Pleuraraum aus durch das Brustfell hindurchschimmernd oder sogar direkt sichtbar, während sie beim Totgeborenen weit entfernt von der Pleuraumschlagstelle liegt."

Ich glaube aber nicht, daß man diese Untersuchungsmethode als Lebensprobe im engeren Sinne verwenden kann; denn die in der forensischen Praxis so besonders schwierigen und doch recht häufigen Fälle von geringer Beatmung der Lungen wird man mit dieser Methode nicht ganz einwandfrei feststellen können.

Im Perikard findet sich fast regelmäßig etwas klare seröse Flüssigkeit, während die Pleurahöhlen bei Frühsektionen meist keine tropfbare Flüssigkeit enthalten.

Im Bauchraum fällt die große Leber auf, die verhältnismäßig größere Maße und größeres Gewicht zeigt als beim Erwachsenen. Die Milz bietet keine Besonderheiten, erhebliche Vergrößerung erweckt Verdacht auf Lues; von der Leberunterfläche zieht die Nabelvene bogenförmig nach vorne und unten zum inneren Nabelring, entsprechend dem später hier zu treffenden Ligamentum teres. Der Magen zeigt nichts Auffallendes, der Dünndarm ebenfalls nicht, während der Dickdarm, wenn er noch mit Meconium gefüllt ist, prall gefüllt erscheint mit grünlich durchschimmernden Massen. Das entleerte Meconium zeigt meist schwärzlich-grünliche Farbe mit kleinen weißen Bröckelchen (Vernix). Im oberen Dickdarm und im unteren Dünndarm findet sich meist gelbliches bis grasgrünes Kindspech in verschiedenen Farbtönen, der obere Dünndarm enthält verhältnismäßig wenig graugelblichen Schleim, der Magen in der Regel mehr oder weniger grauweißlichen zähen, manchmal leicht blutigen Schleim (Fruchtschleim). Der Wurmfortsatz ist völlig entwickelt, zeigt meist freie Lage und Beweglichkeit. An der vorderen Bauchwand verlaufen zu beiden Seiten des obliterierten Urachus, einer flachen nach dem Nabelring zu spitz verlaufenden Erhebung des Bauchfelles, die Nabelarterien, die beiderseits in die Arteria iliaca communis münden. Die Blase wölbt sich im gefüllten Zustand etwa walnußgroß vor. Die Nieren liegen in meist schwach entwickelten Fettkapseln und zeigen die typische embryonale Lappung. Die Nebennieren fallen durch ihre Größe auf und sitzen kappenförmig über dem oberen Nierenpol, mit auffallend breiter, graugelber Rinde und dunkelrotem Markgebiet; der Descensus der Hoden ist in der Norm vollendet. Uterus und Adnexe im kleinen Becken zeigen die Besonderheit, daß die Cervix die gleiche Länge aufweist wie das Corpus. Die Ovarien stellen schmale graugelbliche Gebilde, ohne weitere Differenzierung bei Betrachtung mit bloßem Auge, dar. Die Knochen der Extremitäten zeigen den knorpeligen Zustand ihrer Epiphysen und lassen inmitten der Knorpelmassen die Verknöcherungskerne erkennen. Die Grenzen der Diaphysen gegenüber den knorpeligen Epiphysen sind ziemlich flach, stumpf, kaum gegliedert.

Im Gegensatz zu Kopflagen finden wir bei *Beckenendlagen* Cyanose der Haut über einer Gesäßhälfte, Blutungen im Unterhautfettgewebe, nadelstichgroße oder etwas größere Petechien der Haut darüber und manchmal auch stärkste Hyperämie, hämorrhagische Durchtränkung der Gesäßmuskulatur der einen Seite, wenigstens der äußeren Schichten derselben. In diesen Fällen fehlt dann natürlich der entsprechende Befund am Kopf.

Leichenbefund bei angeborenen oder erworbenen Schädigungen und Krankheiten.

Die Kenntnis *angeborener oder erworbener natürlicher Schädigungen und Krankheiten* bei Neugeborenen ist von größter Wichtigkeit bei der gerichtsärztlichen Beurteilung. Wer ausschließlich kriminelle oder fraglich kriminelle Fälle untersucht, kann nicht den Überblick über all das bekommen, was im Bereich des „Normalen“ liegt. Nur an einem großen, gemischten Leichengut lassen sich die differentialdiagnostischen Schwierigkeiten, die in nicht wenigen Fällen bestehen, herausarbeiten.

Von diesen angeborenen und erworbenen Schädigungen sind Mißbildungen einerseits, angeborene oder frühzeitig erworbene Infektionskrankheiten andererseits und schließlich die Geburtsverletzungen zu nennen; eine verhältnismäßig geringe Rolle spielen intrauterine Verletzungen, wie sie bei Verletzungen der Mutter vorkommen.

Mißbildungen.

Die Mißbildungen sind besonders insoweit wichtig, als sie einen frühzeitigen Tod des Kindes bedingen können. Das ist besonders bei Mißbildungen des Kopfes und Gehirns, sowie des Herzens und des Kreislaufsystems der Fall.

Mißbildungen der Gliedmaßen sind als solche meist leicht zu erkennen. Die Polydaktylie zeigt sich meist in Form einer Vermehrung der 5 Finger auf 6, wobei der 6. Finger häufig pendelnd, locker neben dem 5. sitzt. Diese Mißbildung ist häufig symmetrisch an beiden Händen und Füßen festzustellen. Man kann mit einer gewissen Wahrscheinlichkeit aus solchen Mißbildungen äußerer Art auch auf solche innerer Organe schließen.

Am Kopf sind es die verschiedenen Defektbildungen, von denen besonders der Hemi- oder Anencephalie gelegentlich eine praktische Bedeutung zukommt, insofern als der Defekt des Hirnschädels von Unkundigen für eine Verletzung gehalten werden kann, wenn das bloßliegende Gehirn, das naturgemäß sehr verwundbar ist, zudem in nicht ganz frischem Zustand, beobachtet wird. Daß der Schädel eingeschlagen worden sei, ist in einem solchen Falle von Polizeiorganen schon irrtümlicherweise angenommen worden. Ein Arzt wird kaum jemals, auch wenn Leichenveränderungen dazukommen, diesen Zustand verkennen, da meistens dann noch Veränderungen im Sinne des sogenannten Froschkopfes (flaches Stirnbein, Glotzaugen u. a.) vorhanden sind. Meist findet sich bei Hemi- und Anencephalie ein völliger Defekt oder eine erhebliche Unterentwicklung beider Nebennieren.

Die Spaltbildung des Rückenmarkes, oft mit Anencephalie oder Hemicephalie verbunden, ist als solche verhältnismäßig leicht zu erkennen, doch habe ich es erlebt, daß Unkundige, wenn die defekten Stellen durch längere Lagerung vertrocknet waren, an gewaltsame Beschädigung der äußeren Weichteile dachten; dieser Irrtum ist auch bei den meist als amniogen anzusehenden angeborenen Defektbildungen der behaarten Kopfschwarte möglich. Rebling macht für manche Fälle Mangel an Fruchtwasser verantwortlich (Decubitus!). Der Geburtshelfer wird solche Defekte kaum jemals für traumatische ansehen. Wenn aber ein solches Neugeborenes als Leiche tagelang herumliegt und der Defekt eintrocknet, kann die Differentialdiagnose schon etwas schwieriger sein. Diese angeborenen Defekte sind in der Regel klein, fingerkuppengroß, es kommen aber auch viel größere vor; so beobachtete W. Walz einen solchen Defekt, der eine Länge von 8 cm und eine Breite von 3—$5^1/_2$ cm hatte; der Tod trat infolge Verblutung aus einem größeren Blutgefäß der Kopfschwarte im Bereich dieser Stelle ein, die trotz sorgfältiger Pflege vereitert war.

Ossifikationsdefekte am Hirnschädel. Von erheblich praktischer Bedeutung sind die *Ossifikationsdefekte* am Gehirnschädel, besonders die spaltförmigen im Bereich der Hinterhauptsschuppe, sie werden gelegentlich von Unkundigen mißdeutet und als Brüche angesehen. Meist läßt sich nachweisen, daß diese Spalten symmetrisch zu beiden Seiten liegen, daß kleinere oder größere Schaltknochen dadurch gebildet sind, und daß auch noch in der Mittellinie häufig unpaare Spalten vorkommen. K. WALZ hat auf einen Fall hingewiesen, bei dem eine aktive Tötung des Neugeborenen durch stumpfe Gewalteinwirkung auf den Schädel auf Grund solcher angeborener Spaltbildungen angenommen wurde.

Die rundlichen Ossifikationsdefekte liegen meist unregelmäßig, besonders im Bereich der Scheitelbeine, sie sind als solche leicht zu erkennen, ihre Ränder sind meist papierdünn, häufig fein gezähnelt. Naturgemäß treten von solchen Stellen aus unschwer Fissuren oder größere Brüche auf, schon bei Beanspruchung des Schädelgewölbes durch den normalen Geburtsakt.

Im Gesicht ist die wichtigste Mißbildung die Hasenscharte, ein- oder doppelseitig, mit oder ohne Gaumenspalte. Eine gewisse Schwierigkeit der Deutung dieses Befundes bei Neugeborenen kann eigentlich nur durch postmortale Veränderungen auftreten, wenn nämlich die Weichteile an den klaffenden Rändern durch längeres Lagern in trockener Umgebung vertrocknen, schrumpfen, so daß atypische Befunde zu entstehen scheinen, die mit groben Verletzungen verwechselt werden könnten.

Schilddrüse, Thymus, Speiseröhre, Luftwege. Am Halse ist es besonders die Schilddrüse und die Brieseldrüse, bei denen Abweichungen von der durchschnittlichen Größe in Betracht kommen. Der mechanische Thymustod, d. h. ein Erstickungstod infolge Druckes des vergrößerten Thymus auf die Luftröhre, wird von der erdrückenden Mehrzahl der Autoren abgelehnt. ASCHOFF freilich nimmt neuerdings in positiver Weise Stellung zu dieser Frage. Über die Frage, ob beim Neugeborenen eine Hyperplasie des Thymus innere Beziehungen zu plötzlichen Todesfällen haben kann, ist zu sagen, daß das kaum anzunehmen ist; vor einer kritiklosen derartigen Behauptung muß gewarnt werden, sie stellt meistens eine Verlegenheitsdiagnose dar. Stärkere Vergrößerungen der Schilddrüse kommen besonders in Kropfgegenden vor; ich habe sie zahlreich in München und Oberbayern, sehr wenig aber in Halle und Würzburg beobachtet. Die Vergrößerung kann außerordentlich stark sein (vgl. WALCHER) und in ganz vereinzelten Fällen wird man berechtigt sein, einen dadurch mechanisch bewirkten Erstickungstod anzunehmen.

An der Speiseröhre kommt die völlige Atresie nicht allzu selten vor: der obere Teil der Speiseröhre endigt 1—2 Querfinger unterhalb des Kehlkopfes blindsackförmig; meist findet sich gleichzeitig dann eine Oesophago-Trachealfistel: eine feine Öffnung führt von der Hinterwand der Bifurkation zu dem unteren, völlig nach oben zu abgeschnürten Teil der Speiseröhre, welcher in den Magen mündet. Da die Kinder mit dieser Mißbildung meist erst nach einigen Tagen zugrunde gehen, kommt diesem Befund für die Kindsmordfrage nur eine nebensächliche Bedeutung zu. Auf sämtliche sonst noch beobachtete Mißbildungen an den Halsorganen kann hier natürlich nicht eingegangen werden, z. B. Einmündung der Bronchien in die Speiseröhre u. a.

Mißbildungen des Herzens. Auch am Herzen sind es nur die schwersten Mißbildungen, die schon in der Neugeburtsperiode zum Tode führen. Solche sind recht selten und kaum zu verkennen (vgl. HERXHEIMER, bei SCHWALBE). Voraussetzung für die Feststellung ist natürlich eine sorgfältige und kunstgerechte Öffnung des Herzens. Auch im Bereich der großen Gefäße führen Mißbildungen nur in sehr seltenen Fällen zum frühzeitigen Tode des Neugeborenen (Septumdefekte, Pulmonalstenose, Transposition der großen Gefäße, angeborene Endokarditis u. a.).

An den Lungen kommt Aplasie eines oder mehrerer Lappen, gelegentlich auch einer ganzen Lungenseite, oder aber hochgradige Hypoplasie vor. Solche Kinder gehen meist auch schon am ersten Tage zugrunde. Angeborene Leukämie wurde in seltenen Fällen als „lebenausschließende“ Mißbildung nachgewiesen (BÜNGELER, FRITZ).

Zwerchfellhernie, Cystenniere, angeborene Darmverschlüsse. An einem größeren Material findet man immer wieder den praktisch wichtigen Fall der sogenannten angeborenen *Zwerchfellhernie* (Schrifttum bei PEHLKE u. A.): das Kind geht unter Stauungs- und dyspnoischen Erscheinungen einige Stunden nach der Geburt zugrunde; bei der Öffnung findet man den linken Thoraxraum mehr oder weniger von Bauchorganen gefüllt, insbesondere liegt hier der Magen ganz oder teilweise stark gebläht, und ebenso liegen nicht selten Teile des Darmes, mitunter (bei Mesenterium commune) der ganze Magen-Darmkanal bis zum Colon descendens in der linken Brusthöhle, oft auch die Milz. Die oft hypoplastische linke Lunge ist anektatisch, liegt flach dem Mediastinum oder der Wirbelsäule an, das Mediastinum ist nach rechts verdrängt; in der linken Zwerchfellhälfte findet sich der meist große Defekt.

Weitere Mißbildungen an den Bauchorganen sind selten schon in der Neugeborenenperiode gefährlich oder lebensbedrohend: die angeborene Cystenniere ist selten so hochgradig ausgebildet, daß das Leben schon am ersten Tage oder in den ersten Tagen erlischt; am Magen und Darm finden sich selten Atresien, auch die Atresia ani führt ohne Operation erst nach einigen Tagen zum Tode. Größere Nabelschnurbrüche sind ebenso wie die kleineren nicht zu verkennen, die größeren führen meist bald zum Tode durch Vertrocknung der Oberfläche und Infektion. Jüngst beobachtete ich eine Atresie der Urethra mit hochgradiger Balkenblase und mächtiger Erweiterung der Ureteren. Tod einige Stunden nach der Geburt. Hinsichtlich des Magen-Darmkanals ist hier noch auf die nach spontaner Perforation des Darmes eintretende Meconium-Peritonitis hinzuweisen.

Lues.

Die praktisch wichtigste Infektionskrankheit des Neugeborenen ist die Lues, wobei gleich bemerkt sei, daß noch vor einer Reihe von Jahren die Fälle mit anatomischer Manifestation der Lues verhältnismäßig häufig waren, während sie jetzt zu den größten Seltenheiten gehören. Vor 15 und 20 Jahren sahen wir noch bei einem Großstadtmaterial von Neugeborenen verhältnismäßig häufig die syphilitischen Veränderungen an der Lunge, an den Bauchorganen, an den Knochen. Oft handelte es sich ja nicht um ausgetragene, sondern um unreife Kinder, die nicht selten in verschiedenen Graden maceriert waren. Die Veränderungen an der Lunge stellen sich entweder als sogenannte *weiße Pneumonie* dar: zusammenfließende, speckige, grauweiße Herde, völlig infiltriert und luftleer, nehmen den größten Teil einzelner oder aller Lappen ein, normales Lungengewebe ist spärlich zwischen den Herden erkennbar. Histologisch handelt es sich um Infiltration mit verfetteten Entzündungszellen sowie um Wucherungsvorgänge, besonders ausgehend von der Gefäßwand, zumal der Adventitia, oder auch der Bronchialwand. Die andere Form stellen die Gummata dar, die an der Lunge bis kirschkerngroß werden können; sie sind verhältnismäßig scharf begrenzt, grauweißlich und graugelblich, mit Nekrosen, dazwischen verhältnismäßig gesundes Lungengewebe.

Außerdem kommen Kombinationen beider Formen vor. An der Leber kommen ebenfalls Gummen verschiedener Größe bis herab zur miliaren Form vor, daneben als zweite Form die sogenannte luetische Cirrhose (Feuersteinleber). Milz, Nebennieren und Nieren zeigen makroskopisch viel seltener krankhafte Erscheinungen, abgesehen von Schwellung bei der Milz, während der Spirochätenbefund auch in diesen Organen, ähnlich wie an Leber und Lunge, ein ungeheuer reichhaltiger sein kann. Zu untersuchen auf Spirochäten sind Stücke von Lunge, Milz, Nebenniere und Niere, sowie Leber. An der Wachstumsgrenze der Röhrenknochen findet sich die Osteochondritis syphilitica, makroskopisch in typischen Fällen erkennbar an einer 1—2 mm breiten graugelblichen Zone an der Grenze des knöchernen und knorpeligen Teiles. Das histologische Bild ist durch eine starke Unregelmäßigkeit, zackigen Verlauf der Ossifikationsvorgänge gekennzeichnet. Auch dieses Bild ist in jüngerer Zeit sehr selten geworden. Es muß übrigens ausdrücklich bemerkt werden, daß man bei entsprechenden Fällen, wo eine Todesursache anderweitig nicht gefunden wurde, eine Untersuchung der genannten inneren Organe auf Spirochäten nicht unterlassen soll, gelegentlich hat man doch einen positiven Befund und sieht dann auch bei histologischer Untersuchung gewisse spezifische Veränderungen, die makroskopisch nicht erkennbar waren.

An der Leber ist es die Form der Feuersteinleber: die Konsistenz ist ziemlich hart, das Organ vergrößert, mit glatter Oberfläche, die Schnittfläche unregelmäßig gefleckt mit hell- und dunkelroten oder bräunlichen Herden (Merkel). Mikroskopisch fällt eine diffuse inter- und intralobäre Bindegewebswucherung auf, die auch an der Verwischung der makroskopischen Läppchenzeichnung schuld sein dürfte. Ehe ein syphilitischer Prozeß festgestellt und den Beteiligten mitgeteilt wird, ist naturgemäß eine absolute Sicherung der Diagnose durch Spirochätennachweis erforderlich. Der Nachweis der Spirochäten erfolgt entweder im Ausstrichpräparat mit Tuschefärbung und Beobachtung im Dunkelfeld oder aber, was mehr erfolgversprechend erscheint, durch Färbung im histologischen Schnitt nach Levaditi (Versilberungsmethode).

Pneumonie.

Die nichtspezifische *Pneumonie* des Neugeborenen zeigt verschiedene Formen. Sie kann besonders leicht beim unreifen Kinde, in wenigen Stunden, besonders in hämorrhagischer Form und als paravertebrale Streifenpneumonie auftreten. Doch sind auch bei alsbald verstorbenen Neugeborenen nichtspezifische pneumonische Prozesse festgestellt worden, auch von uns. Es handelt sich in verhältnismäßig seltenen Fällen um ausgesprochen pneumonische Infiltration, läppchen- oder auch lappenförmig, mit Leukocyten und auch Fibrin, häufiger aber sind auch hier wieder hämorrhagische Formen; diese Fälle zeigen makroskopisch eine blutige Anschoppung einzelner Lappen oder Lappenteile in verschiedener Ausdehnung, wobei erst das mikroskopische Bild Klarheit über den Charakter der Pneumonie gibt. In einem gewissen Prozentsatz der Fälle wurde bei der Mutter fieberhafte Erkrankung unmittelbar vor der Geburt beobachtet, in anderen Fällen nicht.

Im allgemeinen überwiegen die Fälle von hämorrhagischer Anschoppung gegenüber den Fällen, in denen es auch zur Leukocytenansammlung oder gar zum Auftreten von Fibrin kommt. In dieser Hinsicht decken sich unsere Erfahrungen mit denen, die von pädiatrischer Seite gemacht wurden (YLPPÖ). Die Differentialdiagnose zu ausgedehnten Lungengewebsblutungen, insbesondere bei unreifen Neugeborenen und auch zu Fällen der Aspiration von Blut ist nicht immer einfach zu stellen. Es kommen wohl auch Übergangszustände vor, bei denen der Lungenbefund mehr den Charakter einer reinen Kreislaufstörung als den einer Pneumonie von hämorrhagischen Charakter zeigt. Daß auch erhebliche Fruchtwasseraspiration, wenn das Fruchtwasser aseptisch ist, im allgemeinen nicht zu Pneumonie führt, wissen wir besonders durch die Untersuchung von CAMERER.

SZLAWIK äußert die Meinung, daß diese Pneumonien oft ähnlich schnell ausheilen wie die Otitis media der Neugeborenen. FRANZMEYER jedoch berichtet über Totgeburten, bei denen die Lungen neben ausgebreiteter Fruchtwasseraspiration pneumonische Herde darboten; ähnliche Fälle sahen auch wir. Es handelt sich hier offenbar um eine Art Fremdkörperpneumonie. KERMAUNER äußert die Meinung, daß die durch die Aspiration veranlaßte Verlegung der Luftwege nicht so sehr von Fruchtwasser oder vom Vaginalschleim und Blut herrührt, welches bei der Geburt des Schädels in den Rachen des Kindes gelangt, als vielmehr von dem Sekret, welches die durch das Fruchtwasser gereizte Schleimhaut des Kindes selbst absondert. Diese Meinung dürfte als abwegig zu bezeichnen sein, schon deswegen, weil ja physiologischerweise Fruchtwasser im Bronchialbaum aspiriert wird, ohne daß deshalb bei jedem Kinde die Schleimhäute gereizt wären. HABERDA hat in dieser Hinsicht ganz recht, wenn er sagt, daß fadenziehender Schleim in den Bronchien totgeborener Neugeborener niemals von Neugeborenen selbst produziert sei, sondern immer aspiriertes Material darstelle. Dieser Meinung können wir auch heute noch durchaus beipflichten.

B. Geburtsschädigungen.

Direkte schädigende Folgen des Geburtsvorganges.

Von den *direkten schädigenden Folgen* des Geburtsvorganges sollen an erster Stelle diejenigen genannt werden, die als Todesursache für das Neugeborene in Betracht kommen, sei es, daß sie zum Tode während der Geburt oder bald nachher führen; wichtiger als äußere Verletzungen sind die, allerdings nicht seltenen, mit äußeren Merkmalen verbundenen, inneren Veränderungen, wie sie nur durch eine sorgfältige Leichenöffnung und anschließende mikroskopische Untersuchung regelmäßig nachgewiesen werden können. Die größte Bedeutung dieser Untersuchungen liegt darin, daß dadurch in gar nicht wenigen Fällen eine natürliche Schädigung des Kindes aufgedeckt wird, die entweder als besondere Todesursache oder aber als mitwirkende in Betracht kommt. Hier drängt sich uns der in der gerichtlichen Medizin geläufige Begriff der *Konkurrenz der Todesursachen* auf. Wir verstehen darunter die Tatsache, daß in einer Reihe von Fällen zwei lebenbedrohende oder lebenauslöschende Vorgänge nebeneinander hergehen, von denen entweder jeder für sich allein den Tod herbeiführen kann (Konkurrenz im engeren Sinne), oder die durch ihr Zusammenwirken erst das tödliche Ende herbeiführen. Die Abschätzung der Beteiligung beider Komponenten, besonders einer natürlichen und einer unnatürlichen, schädigenden Einwirkung ist naturgemäß oft schwierig, und es liegt oft viel Subjektives in der Entscheidung des Sachverständigen. An Objektivität gewinnt das Urteil des Sachverständigen dann, wenn es sich auf erschöpfende Untersuchungen stützen kann. Dazu gehören, und das sei hier ganz besonders betont, unter allen Umständen *mikroskopisch-histologische Untersuchungen* der wichtigsten Organe der Neugeborenen, in erster Linie, aber keineswegs ausschließlich, der Lungen. Es ist erstaunlich, beobachten zu müssen, daß manche von denjenigen, die Neugeborenenlungen verhältnismäßig selten sehen, weil sie nur kriminelle oder verdächtige Fälle im engeren Sinne zu untersuchen haben, immer wieder, ja zum Teil regelmäßig dazu neigen, die mikroskopische Untersuchung und die dadurch allein mögliche Kontrolle des makroskopischen Befundes zu vernachlässigen, während umgekehrt diejenigen, die Hunderte oder Tausende von Neugeborenenlungen von nicht kriminellen Fällen gesehen haben, zu der Überzeugung gelangt sind, daß das histologisch-mikroskopische Bild fast in allen Fällen zur Ergänzung und endgültigen richtigen Deutung notwendig ist. Dabei soll nicht verschwiegen werden, daß es auch bei sorgfältigster mikroskopischer Untersuchung der Organe nicht in jedem Fall gelingt, die Todesursache des Neugeborenen einwandfrei zu klären. Ich erinnere hier an ein Wort des Pädiaters BESSAU, der sagt: „Wer an die Beurteilung eines Säuglings geht, darf sich nicht mit der landläufigen internistischen Untersuchung der inneren Organe begnügen. Sie kann ein völlig negatives Ergebnis liefern, und das Kind kann trotzdem ‚nicht gesund', vielleicht ein Todeskandidat sein. Auch der pathologische Anatom ist nicht selten außerstande, eine hinreichende anatomische Todesursache aufzudecken, er ist befriedigt, wenn er z. B. eine Pneumonie als solche ansprechen kann." Diese Äußerungen eines Klinikers über die Diagnostik beim Säugling kann man ruhig auch auf das Neugeborene anwenden. Aus dieser Tatsache aber, daß man auch durch die genaueste mikroskopische Untersuchung nicht immer die Todesursache einwandfrei feststellen kann, kann nicht gefolgert werden, daß deshalb diese Untersuchungen überhaupt zu vernachlässigen seien. Wir müssen uns nur der Grenzen der Leistungsfähigkeit der morphologischen (und schließlich auch der chemischen) Methoden bewußt bleiben. „Wir dürfen den an sich unerläßlichen morphologischen Gedanken nicht überspannen" (WALCHER), und bei dieser Gelegenheit muß daran erinnert werden, daß, wie bei jeder Begutachtung für praktische Zwecke, eine Beschränkung auf die Morphologie geradezu selbstmörderisch gefährlich für den Gutachter wäre. Er muß, wie jeder andere Arzt und Gutachter, alles heranziehen, was zur Klärung des Falles dienen kann. Die Morphologie ist nur ein Teil davon. Sie gewinnt freilich gerade bei gerichtsmedizinischer Begutachtung noch ganz außerordentlich an Bedeutung, weil bei diesen Fällen, noch viel häufiger als bei anderen Krankheitsfällen, bei denen es sich nicht oder weniger um rechtliche oder gar strafrechtliche Fragestellungen handelt, eine Anamnese, eine Vorgeschichte, entweder völlig fehlt, oder oft nur von der Kindsmutter, völlig gefälscht, dem Sachverständigen zugänglich ist. Ich habe früher einmal von der Bedeutung des Fehlens der Anamnese für die Gerichtsmedizin gesprochen, die gerade so groß ist wie die Bedeutung des Vorhandenseins einer solchen für den pathologischen Anatomen. Fehlt die Anamnese, so müssen aber wenigstens die äußeren Umstände, z. B. bei der Auffindung eines Leichnams, berücksichtigt werden. Das gehört unter allen Umständen zum gerichtsmedizinischen Gutachten, denn der Endzweck solcher Begutachtung ist ja nicht etwa lediglich die Feststellung der anatomischen Todesursache, sondern weit darüber hinaus die Rekonstruktion eines rechtserheblichen Vorganges, soweit sie mit medizinischen Mitteln durchgeführt werden kann. Der Richter braucht den Sachverständigen als Gehilfen mit allen seinen Fähigkeiten, mit denen er dem Richter die Entscheidung über Schuld oder Unschuld erleichtern kann.

Asphyxie.

Die wichtigste Geburtsschädigung, und zwar die häufigste sowohl wie die gefährlichste, ist die *Asphyxie*, d. h. die Störung des normalerweise durch den Placentarkreislauf garantierten Gasstoffwechsels des Kindes vor und in der Geburt. Die schon zur Sauerstoffverarmung des Kindes führenden Faktoren des normalen Geburtsvorganges (die durch Wehen bedingte Verkleinerung der Placentaransatzstelle usw.) werden häufig in ihrer Wirkung gesteigert bei den forcierten Preßwehen der heimlich Gebärenden; eine weitere Erstickungsgefahr ist gegeben durch Vorfall der Nabelschnur, wenn die Fruchtblase zum Bersten kommt, bevor der Kopf fest im Becken steht, seltener bei echter Knotenbildung oder bei Nabelschnurumschlingung des Halses, sei es, daß dadurch die Blutzirkulation zwischen Kind und Placenta gestört wird oder indem die durch Umschlingung oder Knotenbildung zu kurz gewordene Nabelschnur beim Tiefertreten des Kindes durch Preßwehen zu einer frühzeitigen Ablösung der Placenta (retroplacentares Hämatom) und damit zur Erstickungsgefahr für das Kind führt. Bei klinischer Beobachtung und Leitung der Geburt können solche Vorgänge meist leicht erkannt und richtig gewertet werden. Am kindlichen Leichnam aber finden wir in der Regel keine oder nur geringe äußere Spuren solcher erstickender Geburtsvorgänge: Der Vorfall der Nabelschnur, den unter Umständen die gerade bei solchen Behauptungen oft unglaubwürdige Kindsmutter schildert, hinterläßt keine Spuren an der Schnur, auch wenn Kind samt Nachgeburt im Zusammenhang noch vorliegen; abgesehen davon, daß in gerichtsärztlichen Fällen meist nur der kleinere, am kindlichen Körper befindliche Rest der Schnur noch vorhanden ist, während der größere Teil mit der Placenta oft absichtlich oder unabsichtlich frühzeitig beseitigt wurde, so daß auch die echte Knotenbildung sich dem Nachweis entzieht. Druckspuren am Halse im Sinne einer Strangmarke durch die Nabelschnurumschlingung sind so gut wie niemals sichtbar; anämische Streifen am Halse, wobei durch Faltenbildung die Totenflecken unregelmäßige Unterbrechungen durch die Faltentiefen erleiden können, dürfen nicht mit Strangspuren verwechselt werden, welch letztere, wie bei der echten Strangulierung im postuterinen Leben mit Strangwerkzeugen, eine Abschürfung oder wenigstens eine Aufrauhung der Hornschicht und Epidermis zur Voraussetzung haben, wenn sie nachträglich überhaupt wahrnehmbar sein sollen, denn ohne Beschädigung der Hornschicht kommt es nicht zu der nachträglichen Vertrocknung, durch die ja überhaupt erst die Tatsache der stattgehabten Umschnürung mit Epidermisbeschädigung offenkundig wird.

Einatmung von Fruchtwasser.

Aber eine innere sekundäre Wirkung der Erstickung läßt sich von aufmerksamen Beobachtern nicht selten bei der Sektion feststellen, das ist die Tatsache der *Einatmung von Fruchtwasserbestandteilen.* Dieser Nachweis beweist zwar noch nicht ohne weiteres, daß das Fruchtwasser mit den darin suspendierten spezifischen Teilchen während der Geburt, intrauterin, eingeatmet wurde, sondern es bleibt u. a. auch noch die Möglichkeit zu berücksichtigen, daß erst nach Vollendung der Geburt die Einatmung der Fremdkörper stattfand, etwa in einer Lache von Fruchtwasser auf den Bettunterlagen der Gebärenden oder in einem Behälter, wenn das Kind hineingeboren oder -geworfen wurde, der mit dem vorher abgegangenen Fruchtwasser mehr oder weniger stark gefüllt war.

Wer viele Neugeborene, insbesondere auch in nichtkriminellen Fällen, untersucht hat, kennt die verschiedenartigen Bilder, die bei der Aspiration von Fruchtwasser mikroskopisch sich ergeben. Zweifellos besteht auch heute noch eine nicht ganz geringe Schwierigkeit darin, die physiologische Fruchtwassereinatmung abzugrenzen von der pathologischen bzw. tödlichen Aspiration. Gerade in den gerichtlichen Fällen, bei denen nicht selten eine zuverlässige Geburtsgeschichte nicht zu bekommen ist, fühlt gerade der erfahrene Sachverständige immer wieder einmal die Verantwortung, wenn er bei der mikroskopischen Untersuchung der Lunge eine gewisse Menge von eingeatmeten Fruchtwasserbestandteilen nachweist. Wenn Meconiumkörperchen dabei sind, ist im allgemeinen die Entscheidung in dem Sinne leichter, daß in solchen Fällen eine Asphyxie mit Todesfolge anzunehmen ist. Wenn aber Meconiumkörperchen fehlen, so ist die Entscheidung zwischen physiologischer und pathologischer Aspiration durchaus nicht immer einfach. Dabei muß noch die Forderung erhoben werden (Camerer u. a.), daß zum mindesten ein ganzer Lungenlappen oder besser eine ganze Lunge und noch besser große Schnitte aus sämtlichen Lungenlappen untersucht werden. Die Erfahrung der meisten Untersucher lehrt, daß zwar die physiologische Aspiration eher eine gleichmäßige Verteilung über sämtliche Lungenlappen zeigt. Bei der pathologischen, mit Asphyxie verbundenen Aspiration dagegen trifft man auch nach meinen eigenen Erfahrungen immer wieder recht ungleichmäßige Verteilung, so daß bei Untersuchung von nur einzelnen Lappen Irrtümer hinsichtlich der Quantität der Aspiration im Ganzen unvermeidbar sind. Ehe man aber die Fruchtwasseraspiration als natürliche Todesursache bezeichnet, und damit die Kindsmutter weitgehend entlastet, zumal in Fällen von verheimlichter Geburt, bei denen die ganzen Umstände auf eine absichtliche Tötung des Kindes, sei es durch aktive Handlungen, sei es durch Unterlassung des Beistandes, hinweisen, muß der Sachverständige, abgesehen von der genauen mikroskopischen Untersuchung der Lungen, die näheren Umstände des Falles eingehend berücksichtigen; sonst kommt es allzu leicht zu ungerechtfertigten Freisprüchen bzw. Einstellung des Verfahrens oder aber zu allzu milder Bestrafung der Angeschuldigten nur wegen fahrlässiger Körperverletzung oder fahrlässiger Tötung, und von vornherein nicht wegen Kindsmords. Denn bei der Häufigkeit auch stärkerer Aspiration während der Geburt ist natürlich mit dem Vorkommen von Fällen zu rechnen, in denen Kinder, die nicht unerheblich aspiriert haben, dazu noch durch aktive Handlungen der Kindsmutter im Sinne einer Erstickung geschädigt oder getötet wurden.

Eine Aspiration in das Lungengewebe selbst hinein, d. h. bis in die Alveolen, fehlt bei den wenigsten Fällen von überhaupt etwas erheblicherer Aspiration, ja durch genaue histologische Untersuchung läßt sich bei den allermeisten, besonders bei den nahezu reifen und ganz reifen Kindern eine gewisse Menge von

Fruchtwasserbestandteilen mit morphologischen Strukturen im Lungengewebe nachweisen (CAMERER), auch wenn der Tod des Neugeborenen aus anderer Ursache erfolgte. Diese jetzt zweifellos (CAMERER, REIFFERSCHEID) als physiologisch zu bezeichnende Aspiration verdankt ihre Entstehung offenbar den regelmäßigen intrauterinen Atembewegungen (AHLFELD, K. und W. REIFFERSCHEID, HENDERSON u. A.). Auffallend ist nur, daß man in den oberen Luftwegen, selbst wenn im Lungengewebe eine geringe Menge solcher Bestandteile nachgewiesen wurde, meist keine Spuren solcher Substanzen erkennen kann (trotz AHLFELD). Vermutlich liegen die Dinge so, daß das ins Lungengewebe aspirierte, meist in geringer Menge eindringende Fruchtwasser hinsichtlich seiner flüssigen Bestandteile resorbiert wird, während die corpusculären Bestandteile in den Alveolen und Alveolargängen liegen bleiben, so daß sie, soweit sie aus der letzten Zeit vor der Geburt stammen, hier noch nachweisbar bleiben. Da es sich bei den wichtigsten dieser Bestandteile, nämlich den Vernixzellen, um teilweise verfettete und verhornte Oberhautdeckzellen handelt, ist die Widerstandsfähigkeit gegenüber der Resorption verständlich (CAMERER). Sehen wir ja doch auch bei Neugeborenen und Säuglingen, die Stunden, ja einige Tage gelebt haben, Reste von Vernix caseosa, Plattenepithelhaufen noch verhältnismäßig häufig im Lungengewebe. Selbst fand ich nach 7 Tagen einmal noch reichlich verhornte Vernixzellen (vgl. CAMERER). Aus den oberen Luftwegen dagegen fließen die kleinen festen Bestandteile anscheinend mit dem Fruchtwasser vor oder nach dem Tode wieder ab, oder aber sie werden ausgehustet oder auch tiefer aspiriert.

Wie allgemein angenommen wird (von Gynäkologen und Gerichtsmedizinern), gibt es aber auch Fälle von intrauteriner Asphyxie und asphyktischem Tod, ohne daß Fruchtwassereinatmung und Meconiumabgang erfolgt; offenbar wird in solchen Fällen das Atmungszentrum ohne vorheriges Stadium der Reizung gelähmt (HABERDA, F. STRASSMANN u. a.).

Mit besonderem Nachdruck haben P. FRAENCKEL und WEIMANN und nachher besonders noch WEIMANN auf die Tatsache hingewiesen, daß es eine teilweise Entfaltung des Lungengewebes (und wohl auch der Bronchiolen) durch Fruchtwassereinatmung gibt, bei denen aber die Menge der nachweisbaren corpusculären Elemente sehr gering sein kann. In solchen Fällen können Trugschlüsse entstehen, wenn lediglich das histologische Bild für die Diagnose der Beatmung verwertet wird, denn das aspirierte Fruchtwasser entzieht sich dem histologischen Nachweis bzw. der Färbbarkeit, da es infolge seines geringen Eiweißgehaltes ($^1/_2$%) durch Formalin nicht gefällt wird und deshalb nicht färbbar ist.

An dieser Stelle sollen die Ergebnisse zweier bereits oben mehrfach genannter Untersucher aus der jüngsten Zeit etwas eingehender mitgeteilt werden, von denen der eine auf histologischem Wege, der andere auf klinischem und röntgenographischem Wege zu der Frage der intrauterinen Atembewegungen Stellung genommen hat. Diese von REIFFERSCHEID sen. und AHLFELD immer diskutierte Frage erscheint nun auf Grund dieser Untersuchungen weitestgehend geklärt in dem Sinne, daß intrauterine Atembewegungen des Fetus physiologisch sind. Die Befunde dieser beiden Autoren, besonders auch die von CAMERER wegen ihrer praktischen forensischen Wichtigkeit, dürfen bei differentialdiagnostischen Erwägungen, ob eine vorgefundene Aspiration von Fruchtwasserbestandteilen als Todesursache oder höchstens als Nebenbefund oder aber etwa als mitwirkende Todesursache in Betracht kommt, nicht übersehen werden. CAMERER kommt auf Grund der Untersuchung von 212 Neugeborenen-Leichen zu folgenden Schlußfolgerungen:

1. In normalen Lungen Neugeborener lassen sich regelmäßig spärliche Fruchtwasserbestandteile nachweisen, die offenbar durch intrauterine, periodische Thorax- und Zwerchfellbewegungen (REIFFERSCHEID) in dieselben hineingelangen.

2. Nur beträchtliche Mengen aspirierten Fruchtwassers kommen bei reifen Kindern als Todesursache in Frage.

Eine sichere Diagnose über die Fruchtwasseraspiration läßt sich nur durch die mikroskopische Untersuchung erbringen, und zwar durch gleichzeitige Färbung der Fettbestandteile und der Plattenepithelien an Gefrier- und Paraffinschnitten.

3. Eine Gesetzmäßigkeit zwischen makroskopisch erkennbarem Saft- und Blutgehalt einerseits und Fruchtwasseraspiration andererseits konnten wir an unserem Material nicht feststellen.

4. Auch aus der fehlenden vorzeitigen Kindspechausstoßung läßt sich kein Schluß darauf ziehen, daß nicht doch gleichzeitig eine Fruchtwasseraspiration hohen Grades bestünde und als Todesursache in Betracht käme.

W. REIFFERSCHEID konnte nachweisen, daß in das Fruchtwasser eingeführtes Kontrastmittel nach einiger Zeit in den fetalen Lungen röntgenologisch nachgewiesen werden konnte (vgl. auch EHRHARDT). Im übrigen sind seine Schlußfolgerungen auszugsweise folgende:

1. Die Übersicht über das Schrifttum zur Frage der intrauterinen Atembewegungen des Fetus ergibt eine Fülle von Einzelbeobachtungen und experimentellen Ergebnissen, deren Mehrzahl jedoch infolge der allzu unphysiologischen Versuchsbedingungen nur bedingten Wert besitzt. Besondere Bedeutung kommt dagegen den Untersuchungen AHLFELDS und KARL REIFFERSCHEIDS zu, die bei Beobachtung der Bauchdecken hochschwangerer Frauen intrauterine Atembewegungen der Frucht feststellen konnten. Nach den neueren Mitteilungen sind besonders die Versuche von SYNDER und ROSENFELD und die histologischen Untersuchungen von CAMERER hervorzuheben, die zu einer weiteren Klärung des Problems beitrugen.

2. Durch Injektion von Kontrastmitteln in das Fruchtwasser gelang es, bei Frauen die fetalen Lungen röntgenographisch darzustellen. Bei der unter weitgehend physiologischen Bedingungen durchgeführten Versuchsanordnung kann kein Zweifel bestehen, daß das Kontrastmittel durch fetale, physiologische Atembewegungen in die Lungen gelangte und hier nach Resorption des Fruchtwassers angereichert wurde.

3. In den Versuchen an Meerschweinchen gelang es, die Atembewegungen der im Uterus befindlichen Frucht erstmalig unmittelbar unter dem Röntgenschirm zu beobachten und damit die *Beweiskette für das Bestehen intrauteriner Atembewegungen zu schließen.*

4. Weitere Tierversuche befaßten sich mit der Frage, ob das fetale Alveolarepithel die Fähigkeit besitzt, Flüssigkeiten zu resorbieren. Er konnte in Bestätigung eines Versuches von SNYDER und ROSENFELD nachweisen, daß Tusche in gleicher Weise wie Kontrastmittel durch intrauterine Atembewegungen in die Alveolen aufgenommen wird. Darüber hinaus konnte er zeigen, daß Tuscheteilchen zwischen den einzelnen Zellen resorbiert und teilweise sogar von den Zellen phagocytiert werden. Versuche mit Farblösungen führten zu den gleichen Ergebnissen. Damit dürfte der Nachweis erbracht sein, daß bereits das *fetale Lungengewebe* die Fähigkeit der *Resorption* besitzt.

5. Die histologisch nachweisbaren Veränderungen des Alveolarepithels in der fetalen Lunge lassen sich als durch die intrauterinen Atembewegungen bedingt erklären. Es ergibt sich hieraus die teleologische Bedeutung der physiologischen fetalen Atembewegungen für die morphologische Entwicklung der Lungen.

6. Die SCHWARTZsche Lehre von der Funktionslosigkeit der fetalen Lunge kann heute nicht mehr aufrechterhalten werden. Die Entstehung der Atmungsaktivität erfolgt vielmehr bereits während der intrauterinen Entwicklung der Feten. Im Gegensatz zu der vielfach noch herrschenden-Meinung, daß die Lungenfunktion erst nach der Geburt plötzlich einsetzt, stellen die *Atembewegungen nach der Geburt* nur eine *Fortsetzung der bereits intra-*

uterin erfolgenden dar. Sie werden nicht erstmalig durch die Trennung vom mütterlichen Kreislauf ausgelöst.

Es soll einmal das *Aussehen* und *Verhalten der Lungen* bei verschiedenen Stadien der *Asphyxie* (bzw. dem dadurch eingetretenen Erstickungstod) beschrieben werden: eigentlich fetale Lungen, wie sie bei unmittelbar, ohne asphyktische Erscheinungen, eintretenden intrauterinen Todesfällen zu beobachten sind, stellen schlaffe, dunkelgraurote, leberartige Gebilde dar, sie zeigen an der Oberfläche eine Andeutung der die Läppchen begrenzenden Septen in Form einer gewissen feinen Felderung. Der Blutgehalt dieser fetalen Lungen ist verhältnismäßig gering, so daß auch die Hypostase an ihnen nur zu einer geringen Intensivierung der Farbe nach der Seite des Grau-Blauen führt. Auch auf dem Schnitt ist daher die Farbe dieses fetalen Lungengewebes mehr blaß-rötlich, und zwar gleichmäßig; Blutgefäße und auch Bronchien, wenigstens die zweite und dritte Ordnung, fallen nicht durch ihre Stärke, sondern durch ihre Zusammendrängung auf kleinem Raum auf, ähnlich wie bei der Kompressionsatelektase der Erwachsenenlungen. Ein besonderer Inhalt der Bronchien ist makroskopisch bei frischen Untersuchungen so gut wie gar nicht wahrzunehmen. Wenn das Kind als Leiche einige Zeit gelegen hat, dann sammelt sich freilich im Bronchialbaum etwas graue schmierige Masse an. Bei der mikroskopischen Untersuchung stellt sich heraus, daß das ausschließlich postmortal desquamiertes Flimmerepithel ist. Dieser Nachweis kann am Nativpräparat durch Zusatz von physiologischer Kochsalzlösung oder auch von schwachprozentiger Essigsäurelösung erfolgen.

Beim ersten Grad von Asphyxie zeigt sich zunächst Hyperämie; diese ist so zu erklären: wenn das Kind frustrane Atembewegungen machte, während die Atemöffnungen verlegt waren, in der Weise, daß weder Luft noch Flüssigkeit eindringen konnten, z. B. durch Anpressung der Eihäute, intrauterin oder extrauterin, oder der Vaginalwand, so wird durch die krampfhafte Erweiterung des Thorax mehr Blut in den Lungenkreislauf angesaugt; dadurch kommt es zu stärkerer Hyperämie des ganzen Lungengewebes, wobei besonders die größeren Blutgefäße an Füllung zunehmen. Auch das Volumen der Lunge wird durch diese Hyperämie schon in merklichem Grade vergrößert.

Wenn das die Atemöffnungen verlegende Material eingeatmet werden kann, weil es genügend dünnflüssig ist, so dringt dieses Material, je nach seiner Konsistenz und nach der Kraft der Aspiration, mehr oder weniger tief in die Atemwege ein. Bei kräftigen reifen Kindern kann somit Fruchtwasser mit den darin suspendierten Bestandteilen in stärkerem Maße durch den ganzen Bronchialbaum bis in die Alveolen eindringen. Diese werden dadurch bis zu einem gewissen Grade erweitert. Die Alveolarwände entfernen sich voneinander, es entstehen unregelmäßige Hohlräume, meist noch flach polygonal, und auch das Lumen der Bronchien erweitert sich, die in steilen Wellen erkennbare Fältelung der Bronchialschleimhaut wird etwas flacher, ohne daß in der Regel, wenigstens durch die Fruchtwasseraspiration, eine volle Entfaltung des Lumens und völlige Abflachung der Fältelung der Schleimhaut wie bei der Atmung (Nippe) eintreten würde. Das Verhalten des respiratorischen Epithels kann man dahin kennzeichnen, daß zwar eine gewisse Abflachung des in der fetalen Lunge mehr kubischen Epithels eintritt, aber doch nicht in dem ausgesprochenen Maße wie bei der Luftentfaltung der Lunge.

Elastische Fasern der Lungen.

Wegen der praktischen Bedeutung sei hier schon kurz auf das *Verhalten der elastischen Fasern*, welche die Alveolen umspinnen, hingewiesen. In der fetalen Lunge liegen diese noch sehr feinen elastischen Fasergespinste in welliger, lockiger Form um die Alveolen her. Durch die Fruchtwassereinatmung in ihren stärkeren Graden nimmt die Lage der elastischen Fasern eine etwas mehr gestreckte Form an, sie bleiben aber auch bei den höchsten Graden der Aspiration immer noch — im Gegensatz zu guter Beatmung — leicht gewellt. Auch bei unreifen Feten kann man schon elastische Fasern auch um die Alveolen herum nachweisen, denn die Entwicklung dieser Fasern beginnt nach Bonheim, Linser, Merkel und Teuffel im 5. bis 7. Schwangerschaftsmonat; mit dem Ende des 10. Monats ist die Ausbildung der elastischen Fasern in der Lunge beendet. Nach Reifferscheidt weist die Ausbildung des elastischen Gewebes auf den Einfluß der intrauterinen Aufnahme von Fruchtwasser durch Atembewegungen hin (!). Das makroskopische Aussehen der Lungen bei stärkerer Fruchtwasseraspiration ist durch erheblich vermehrtes Volumen und durch Änderung der Färbung der Pleuraoberfläche, mehr noch als der Schnittfläche, gekennzeichnet. Die Grundfarbe des Lungengewebes ist zwar manchmal noch ähnlich wie bei der fetalen Lunge, in anderen Fällen aber tritt doch eine gewisse Hyperämie in Erscheinung, wenn es sich um eine Kombination von stärkerer Blutansaugung im Gefäßsystem mit Fruchtwasseraspiration handelt. Dazu kommt aber, daß das ganze Lungengewebe, schon von der Oberfläche, aber auch von der Schnittfläche aus betrachtet, feuchter erscheint; es sieht etwas mehr gequollen aus. Die Läppchenzeichnung der Oberfläche ist bei erheblicher Aspiration etwas mehr grobmaschig geworden und außerdem erkennt man, eingesprengt in die hellere oder dunklere Grundfarbe des Lungengewebes, andersfarbene Herde und Herdchen, die je nach der Tiefe, aus der sie durch die Pleura noch durchschimmern, grauweißlich, graugelblich bis grünlich (Meconium!) oder graurötlich erscheinen. Sie sind zum Teil etwas schärfer begrenzt, betreffen manchmal ganze Läppchen (Lobuli), an anderen Stellen oder in anderen Fällen sind größere, bis fingerkuppengroße Stellen in der beschriebenen Weise verfärbt; wieder in anderen Fällen sieht man nur nadelspitzgroße oder etwas größere derartig verfärbte Fleckchen. Die Stellen, die eine größere Ausdehnung intensiver Aspiration durch ihre Färbung anzeigen, pflegen auch in ihrer Konsistenz vermehrt zu sein, was durch Fingerdruck nachweisbar ist, und sie können auch um ein geringes über die Umgebung vorragen. Es muß noch bemerkt werden, daß die Pleura in Fällen von Fruchtwasseraspiration häufig auch noch Blutungen verschiedener Größe, meist kleinen Umfanges, zeigt. Es handelt sich dabei um die sogenannten **Ekchymosen;** allerdings gibt es auch nicht wenige Fälle, in denen diese Blutungen, die unten noch eingehender erläutert werden, fehlen. Auf der Schnittfläche der Lunge ist die Fruchtwasseraspiration zweifellos auch für den Geübten lange nicht so leicht erkennbar wie an der Pleuraoberfläche. Am ehesten gelingt der Nachweis mit bloßem Auge oder bei Lupenbetrachtung in den Fällen, in denen gleichzeitig noch eine teilweise Luftentfaltung des Lungengewebes vorliegt; davon soll noch später die Rede sein.

Bei eigenen Untersuchungen über Lungengewebsblutungen, die, hauptsächlich von mittelgroßen Gefäßen ausgehend, sich in den bindegewebigen Septen ausbreiten, konnte gezeigt werden, daß diese bandartigen Blutungen sich oft bis unter die Pleura fortsetzen und hier als Ekchymosen imponieren.

In vielen, aber durchaus nicht in allen Fällen von intrauteriner Asphyxie oder von Totgeburt kommt es zu der vorzeitigen Ausstoßung von Dickdarmmeconium; dann fehlt der Schleimpfropf in der ampulla recti. Das hat zur Folge, daß einmal das Fruchtwasser sich gallig färbt, grünlich oder gelbgrünlich, und daß dadurch die Oberhaut, die bedeckende Käseschmiere und auch die Amnionscheide der Nabelschnur sich imbibiert und eine meist blaß- bis dunkelolivgrüne Farbe annimmt. Wenn man diese Befunde erhebt, so bedeutet dies mit Sicherheit einen intrauterinen Meconiumabgang, und es ist schon außerordentlich wahrscheinlich, daß man auch die weitere Folge des vorzeitigen Meconiumabganges finden wird, nämlich die Einatmung von Meconiumbestandteilen in die Luftwege und in die Lungen und außerdem das Verschlucken von **Kindspech** und somit den Befund von Kindspech in Speiseröhre und Magen. Man erhebt den letzteren Befund am leichtesten, denn das reine Meconium bildet dann oft im Magen einen kaum zu verkennenden grünlichen Klumpen; während geringere Mengen von Meconium in der Mundhöhle, in der Nase, im Kehlkopf und in der Luftröhre zwar noch ziemlich leicht zu erkennen sind, ist die Erkennung in den Bronchien und im Lungengewebe vielleicht etwas schwieriger, besonders wegen der kleinen räumlichen Verhältnisse. Doch erkennt man in typischen Fällen schon am Durchschnitt der Lungen den beim Drücken auf das umgebende Lungengewebe austretenden, graugrünlichen Inhalt der durchschnittenen Bronchien. Aber schon an der Oberfläche der Pleura kann man die Beimengung von Meconium zum aspirierten Inhalt oft an der Färbung erkennen, nämlich dann, wenn die Massen dünnflüssig genug waren, um bis ins Lungengewebe selbst zu gelangen. Während die oben beschriebenen Herde zwar auch noch als grauweißliche Vernixmassen erkannt werden können, sieht man daneben oder statt derselben aber grünliche oder graugrünliche Herde und Herdchen und außerdem pflegt die Grundfarbe des Lungengewebes, von der Pleura aus gesehen, ebenso wie auch auf der Schnittfläche, einen grünlichen oder bläulich-grünlichen Farbton aufzuweisen. Diese Tönung rührt offenbar nicht etwa von der Masse der corpusculären Elemente des Meconium im Lungengewebe her, sondern von der galligen Verfärbung des aspirierten Fruchtwassers. Wir müssen ja immer bedenken, daß die corpusculären, von uns auch mikroskopisch leicht nachzuweisenden Teilchen oder Elemente ja nicht die Hauptmasse der Aspiration darstellen, sondern daß die Hauptmasse von der aspirierten Flüssigkeit gebildet wird, die wir als solche nicht ohne weiteres erkennen bzw. sehen, sondern die wir aus der gequollenen Beschaffenheit des Lungengewebes erschließen (vgl. oben). Es ist ja auch anzunehmen, daß die aspirierte Flüssigkeit nicht ausschließlich in den Bronchien und in den Alveolen verweilt, sondern daß sie intravital wie die Ertrinkungsflüssigkeit beim Erwachsenen in das Lungengewebe resorbiert wird, wodurch die ganze Lunge von der Flüssigkeit durchtränkt wird, wie die Ertrinkungslunge des Erwachsenen. Außerdem muß zweifellos damit gerechnet werden, daß bei raschem Absterben des asphyktischen Kindes die in den Bronchialbaum aspirierte Flüssigkeit auch postmortal in das Lungengewebe diffundiert. Eine hämolytische Wirkung des aspirierten galligen Materials auf das Blut in der Lunge oder etwa im linken Herzen ist m. E. bisher nicht erwiesen.

Technik der Untersuchung auf Aspiration im Abstrich.

Die *technische Durchführung der Untersuchung* von aspiriertem Material erfolgt in der gleichen Weise, wie wenn wir bei Neugeborenen oder Säuglingen den Inhalt der Bronchien und des Lungengewebes auch auf entzündliche Produkte untersuchen wollen. Der Inhalt der Bronchien kann schon während der Sektion isoliert gewonnen werden, entweder von der Schnittfläche der Lungen aus mit der Messerspitze oder von den der Länge nach aufgeschnittenen Hauptbronchien aus. Hat man die Lungen vorher vom Hilus abgeschnitten, so ist darauf zu achten, daß nicht durch das aus den durchschnittenen größeren Blutgefäßen herausquellende Blut der Inhalt der Bronchien verändert wird. Am besten wird dies dadurch verhindert, daß man bei der Abtrennung die Lunge mit der Hilusfläche nach unten hält; dann tropft das Blut von der Schnittfläche ab, während es sich bei umgekehrter Haltung über die Schnittfläche verbreitet und in die geöffneten Bronchialöffnungen eindringt (M. Richter). Das entnommene Material bringt man auf dem Objektträger in ein vorher aufgelegtes Tröpfchen von physiologischer Kochsalzlösung, worin man es möglichst gleichmäßig verteilt. Das Deckglas legt man ohne besonderen Druck auf, um die zarten Gebilde nicht unnötigerweise zu schädigen. Bei der mikroskopischen Untersuchung, während welcher man gern schwache (1—3 %ige) Essigsäurelösung hindurchsaugt, erkennt man bei leichter Abblendung, auch ohne Färbung, die verschiedenen Bestandteile: Die Vernixschollen fallen dem weniger Geübten oft als Verunreinigungen auf, weil sie in zu dicken Klumpen vorhanden sind; wo sie einzeln liegen, erkennt man die etwas zerknitterte Form der Plattenepithelien mit oder ohne erkennbare Kerne. Immer findet man auch Fetttröpfchen verschiedener Größe, wenn Vernix aspiriert wurde. Sie stammen von dem Hauttalg, dem Sekret der Talgdrüsen, und sind leicht durch Beifügung alkoholischer Sudan- oder Scharlachlösung nachweisbar. Im Bronchialinhalt selbst findet man begreiflicherweise nur sehr selten einmal das eine oder andere Lanugohaar von der Hautoberfläche des Neugeborenen. Die Größenverhältnisse dieser Gebilde erlauben ja nur ausnahmsweise ein tieferes Eindringen derselben in die Luftwege oder in die Lungen. Dies ist ausdrücklich zu bemerken, weil von namhafter gynäkologischer Seite uns gegenüber gelegentlich die Ansicht geäußert wurde, daß die Anwesenheit von Fruchtwasserbestandteilen in der Lunge hauptsächlich am Vorhandensein von Lanugohärchen zu erkennen sei. Die regelmäßigsten Bestandteile des Bronchialinhaltes sind aber die Flimmerzellen von der Schleimhaut des Bronchialbaumes, die, wenn sie intakt sind und von der seitlichen Fläche sich zeigen, leicht zu erkennen sind. In geschädigtem Zustand, bei beginnendem Zerfall, können sie Entzündungszellen verschiedener Art vortäuschen; wenn ein ganzer Epithelverband, wie so häufig, im Gesichtsfeld erscheint, so erkennt man die regelmäßige Anordnung der Kerne in dem von der Oberfläche gesehenen Stück, wodurch sie von Eiteransammlungen, also Leukocyten, leicht zu unterscheiden sind.

Bei der Entnahme des Materials aus den Bronchien muß man vorsichtig vorgehen, sonst werden von der Schleimhaut reichliche Zellverbände mit abgekratzt. Bei nicht ganz frischen Neugeborenenleichen findet man außerordentlich häufig in den Hauptbronchien sowohl wie in den angeschnittenen kleineren Bronchien etwas grauweißlichen, schmierigen Inhalt (s. oben!), d. s. die postmortal dequamierten Flimmerepithelien; wenn Meconium dem aspirierten Inhalt beigemengt ist, erkennt man das im Nativpräparat an den charakteristischen Bestandteilen des Meconium: in erster Linie an den hellgrünen ovalären Meconiumkörperchen, die verschiedene Größe, von 3 μ bis 30 μ im Durchmesser, haben können (CAMERER u. A.). Sie zeigen scharfe Begrenzung und keine weitere Gliederung. Sie stammen nicht, wie man früher annahm, aus umgewandelten Kernen von Schleimhautzellen des Darmes her, sondern nach den Untersuchungen von CAMERER stellen sie hyalinisierte abgestoßene Epithelien des Magen-Darmkanals dar, die sich mit Gallenfarbstoff imbibiert haben, welcher im Dickdarm des Fetus eine besonders starke Konzentration aufweist. Außer den Meconiumkörperchen erkennt man oft die Bilirubinkrystalle, granatrote, kleine amorphe Krystalle und außerdem natürlich stets die Bestandteile der vom Fetus verschluckten Vernix caseosa: Epidermisschollen, Lanugohaare und meist auch Cholesterintäfelchen. Eine Verwechslung der charakteristischen Meconiumkörperchen könnte dem weniger Geübten nur vorkommen mit gequollenen roten Blutkörperchen sowie mit Grünalgen.

Man kann auch den Abstrich von der Lungenschnittfläche auf aspiriertes Material untersuchen, dabei bekommt man freilich recht viele andere Bestandteile der Lunge und insbesondere Blut mit in das mikroskopische Bild. Die Verwendung von Essigsäure ist dabei besonders zu empfehlen, um die Blutkörperchen zu zerstören, und um die Kerne der zelligen Elemente besser hervortreten zu lassen; sonst ist die Technik dieselbe.

Histologische Untersuchung der Lungen.

Die wichtigste Untersuchung im Anschluß an die Leichenöffnung ist aber unbestritten die *histologische Untersuchung der Neugeborenenlungen.* Um diese erfolgreich zu gestalten, müssen aber eine ganze Reihe von Vorsichtsmaßregeln beachtet werden. Insbesondere muß schon während der Sektion mit der Notwendigkeit dieser Untersuchung gerechnet werden. Es dürfen deshalb nicht mit sämtlichen Lungenteilen Maßnahmen getroffen werden, durch welche das mikroskopische Bild mehr oder weniger stark verändert wird. Zu solchen Maßnahmen gehören insbesondere die Quetschungen des Lungengewebes, die schon bei der Herausnahme der Lungen, noch viel mehr aber bei der Sektion der Lungen im einzelnen oft gemacht und in den verschiedenen Sektionsvorschriften, auch in den gerichtlichen, zu gewissen Zwecken empfohlen werden. Wenn solche Quetschungen nur ganz leicht ausgeführt werden, mag es noch hingehen; wenn sie aber mit größerem Druck durchgeführt werden, um z. B. ein anscheinend nur ganz geringes Lungenödem auf diese Weise nachzuweisen, so kann man nicht erwarten, aus solchen Lungenstellen nachher einwandfreie mikroskopische Feststellungen treffen zu können. Aus diesem Grunde erscheint mir auch die erst kürzlich von ORSÓS angegebene Methode der Pressung der Lunge zum Nachweis vereinzelter zentraler Beatmungsinselchen trotz ihrer Vorzüge nicht ganz unbedenklich. Durch diese Pressung der vorher unterbundenen Lungen soll die bei nur geringer zentraler Luftentfaltung im Innern der Lunge da und dort vorhandene Luft in den Alveolen an die Pleuraoberfläche verdrängt werden, wo man sie dann leicht, mit bloßem Auge schon, erkennen kann. Eine dergestalt behandelte Lunge ist aber natürlich zur mikroskopischen Untersuchung nicht mehr geeignet. Ist doch von verschiedener Seite — in letzter Zeit auch von ASCHOFF — auf die zahlreichen, künstlich produzierten Bilder der histologischen Einzelheiten hingewiesen worden, die durch unsanfte Manipulationen mit dem außerordentlich empfindlichen Lungengewebe erzeugt werden, besonders, wenn zwischen Tod und Sektion schon einige Zeit vergangen ist. Daß durch die Desquamation nicht nur einzelne Flimmerepithelien, sondern ganze Platten des Epithelbelages der Bronchien dabei losgelöst und wahllos durcheinander gemischt werden können, ja, daß auch einzelne Epithelien und Epithelverbände innerhalb des Lungengewebes verschoben werden können, ist kaum zu bezweifeln. Daraus ergibt sich: für wissenschaftliche Untersuchungen ist so behandeltes Material nicht mehr geeignet. Für praktische Fälle dagegen wird man trotzdem histologische Untersuchungen durchführen können und müssen, auch wenn von anderer Seite bei der Sektion, aus diagnostischen Gründen, das Lungengewebe in verschiedenen Teilen gepreßt sowie unsanft behandelt worden ist. Wir selbst gehen daher immer mehr dazu über, bei der Sektion besonders sorgfältig die Betrachtung der Pleuraoberfläche mit bloßem Auge und mit guter Lupe und bei bester Beleuchtung durchzuführen, Schnitte nur vereinzelt zu führen und jedenfalls mindestens den einen oder anderen Lungenlappen zunächst ganz ohne Einschnitt zu lassen, um ihn möglichst unverändert der Fixierung und der histologischen Untersuchung zuzuführen. Die Untersuchung im histologischen Bild wird sowohl an Gefrierschnitten wie an eingebettetem Material durchgeführt.

Die Frage, ob Gefrierschnitte oder Paraffinschnitte bzw. Celloidinschnitte zu wählen sind, ist dahin zu beantworten, daß Gefrierschnitte keinesfalls dann gegenügen, wenn es sich um die Untersuchung auf Beatmung handelt (s. unten). Trotzdem wird man auf die Gefrierschnitte nicht verzichten, weil an diesen, abgesehen von ihrer schnellen Herstellbarkeit, die Fettfärbung mit Sudan III vorzunehmen ist. Diese Fettfärbung läßt die immer teilweise verfettete Vernix deutlich hervortreten, sie wird sowohl isoliert wie in Verbindung mit Kernfärbung durch Hämatoxylin angewandt. Am eingebetteten Material wird sowohl die übliche Hämatoxylin-Eosin-Färbung, wie auch die Fibrinfärbung und die Färbung auf Elastin durchgeführt. Bei der Fibrinfärbung (vorsichtige Entfärbung!) erkennt man die eingeatmeten Vernixzellen besonders gut, weil die in dem verhornten Epithel enthaltenen Kerato-hyalinkörnchen sich nach der Fibrinmethode blau färben (MERKEL). Der Gehalt an diesen Körnchen ist freilich sehr verschieden, manche Epithelien färben sich damit nur schwach, wegen des geringen Gehaltes an diesen Körnchen, und außerdem werden in den Schnitten meist viele Epithelien der Vernix auf der Kante, d. h. auf Querschnitten getroffen, so daß man nur zarte, bläuliche, unregelmäßige Linien sieht (vgl. CAMERER). Der Geübte berücksichtigt aber diese vielfach auf der Kante getroffenen Epithelien ebenfalls bei der Abschätzung der Menge der Aspiration. Einzelne verhornte Epidermiszellen findet man freilich immer dann, wenn bei der Technik nicht sehr sorgfältig eine Beimengung von abschilfernden Zellen von der Epidermis der Hände des Untersuchers vermieden wird. Durch einzelne derartige Gebilde, die obenauf liegen, wird man sich aber nie in der Beurteilung stören lassen. Die Elastinfärbung dient dazu, die stattgehabte Beatmung an dem Verlauf der feinen, die Alveolen umspinnenden Fasergespinste zu erkennen, besonders wenn es sich darum handelt, Beatmung und Fäulnisgasbildung zu unterscheiden (s. unten).

Ein ausgesprochenes *Lungenödem* (vgl. S. 58) wird man bei totgeborenen Kindern nur dann finden, wenn es sich um Stauungsvorgänge handelt, wie etwa bei angeborenen schweren Herzfehlern. Eine sichere Unterscheidung des Ödems von eingeatmetem Fruchtwasser ist nicht ohne weiteres möglich, die Unterscheidung muß unter Berücksichtigung des Gesamtbefundes versucht werden. Blut in den Bronchien und Alveolen kann verschiedener Herkunft sein; abgesehen von den oben schon angedeuteten Artefakten bei der Sektion handelt es sich entweder um Aspiration während oder gleich nach der Geburt, wenn Blut oder blutige Flüssigkeit in den mütterlichen Geschlechtsteilen vor die Atemöffnungen zu liegen kam. Andererseits kann das Blut aber auch aus der Lunge selbst stammen, wenn es sich um Gewebsblutungen im Lungenparenchym handelt. Solche Gewebsblutungen findet man außerordentlich häufig in den Lungen Neugeborener, und zwar ganz besonders bei unreifen Neugeborenen; aber auch bei ausgetragenen kommen sie nicht selten vor (WALCHER); sie sind meistens kombiniert mit perivaskulären Blutungen, die sich interstitiell, d. h. in den Bindegewebssepten, mehr oder weniger stark ausbreiten (vgl. oben). Die Blutaspiration kann gelegentlich von der Lungengewebsblutung einigermaßen dadurch unterschieden werden, daß die erstere sich auf einzelne Läppchen beschränkt, was man schon an der Pleuraoberfläche dadurch erkennt, daß größere, scharf begrenzte Bezirke dunkelrot oder blaurot aussehen, während das dazwischenliegende Gewebe mehr oder weniger blaß erscheint.

Das sogenannte *hämorrhagische Lungenödem* (vgl. S. 58), auf welches F. REUTER besonders Wert legt als Zeichen der gewaltsamen Erstickung durch mechanische äußere Einflüsse, sieht man bei totgeborenen Kindern wohl kaum jemals in ausgesprochener Weise.

Intrakranielle Blutung.

Annähernd gerade so wichtig und häufig wie die Asphyxie in ihren verschiedenen Formen, besonders diejenige durch Fruchtwasseraspiration ist die *intrakranielle Blutung* in ihrer Bedeutung als Geburtsschädigung. Bei verhältnismäßig vielen Fällen hat man schon frühzeitig die klinischen Erscheinungen (vgl. KEHRER, VOGT) dieser Schädigung erkannt, allerdings führt sie meistens erst einige Zeit nach der Geburt, nachdem das Kind mehr oder weniger ausgiebig geatmet hat, zum Tode. Doch kommen diese Blutungen auch bei totgeborenen Kindern zur Beobachtung, weshalb wir sie hier schon besprechen können. Die klinischen Erscheinungen bestehen in Störungen der Atmung und auch des Kreislaufes, auch nervöse Störungen sind zu beobachten. Die wichtigste Störung ist die Beeinflussung des Atemzentrums, die durch den Druck der raumbeengenden Blutung auf das verlängerte Mark zustande kommt. In typischen Fällen findet man den Subduralraum, zuweilen beiderseitig, oberhalb und unterhalb des Tentorium cerebelli mit teilweise flüssigem, teilweise geronnenem Blut mehr oder weniger stark gefüllt. Der größere Teil der Blutung liegt meist im freien Subduralraum, ein kleinerer, aber mitunter auch vorhandener Teil liegt intermeningeal, subarachnoideal im Bereich der weichen Häute. Die Stärke der Blutung ist auch bei tödlichen Fällen sehr verschieden. Als besonders gefährlich werden besonders die intermeningealen Blutungen angesehen, zumal dann, wenn sie an der Basis, um den Hirnstamm herum oder an der Unterfläche des Gehirns an der Basis der Kleinhirnhalbkugeln und in den Cysternen liegen. Oft findet man auch die Gehirnkammern mit flüssigem, oft auch weitgehend geronnenem Blut mehr oder weniger angefüllt. In vielen Fällen dringt die Blutung außerdem sekundär in den Rückenmarkskanal vor, wo sie gelegentlich sowohl subdural als auch, wenn auch seltener, extradural lokalisiert sein kann.

Es ist nicht unwichtig (Pietrusky), den Wirbelkanal regelmäßig zu öffnen, um in Fällen von solchen subduralen intrakraniellen Blutergüssen die Blutung auch dort festzustellen, denn es hat sich gezeigt, daß solche Blutungen, die durch fehlerhafte Sektion, etwa durch Öffnung eines Sinus, entstehen können, keineswegs tiefer in den Wirbelkanal hinab vordringen. Man hat somit ein nicht unwichtiges Kriterium gegenüber Fehlerquellen in der Hand, wenn man den Wirbelkanal untersucht hat, während die Unterscheidung intravitaler oder postmortaler Blutungen lediglich auf Grund stattgehabter oder fehlender Gerinnung etwas weniger sicher zu sein scheint. Eine typische Abplattung der Hirnoberfläche setzt ebenfalls eine intravitale Blutung voraus und auch der Befund von Blut in den Hirnkammen weist sicher auf intravitale Blutung hin.

Tentoriumrisse und Falxrisse.

Die Herkunft dieser so häufigen intrakraniellen Blutung ist — für die meisten Fälle — seit langer Zeit geklärt. Am häufigsten stammt die Blutung aus *Rissen des Tentorium cerebelli* oder der *Falx cerebri*. Die erstere Herkunft ist die häufigste. Freilich sitzt der Riß häufig an der Übergangsstelle vom Tentorium zur Falx. Man unterscheidet komplette und inkomplette (häufiger!) Risse, und zwar sowohl hinsichtlich der Länge des Risses, der vom freien Rande mehr oder weniger weit in der Richtung auf den äußeren Ansatz des Tentorium am Sinus transversus liegt, wie auch hinsichtlich der Tiefe. In manchen Fällen sind nur die obersten Schichten zerrissen oder auseinandergewichen, das Gewebe des Tentorium darunter blaurot oder schwarzrot blutdurchtränkt, in anderen Fällen gehen die Risse tiefer oder ganz durch. Da im Tentorium selbst venöse Blutgefäße von ganz erheblichem Kaliber verlaufen, ist die Stärke der Blutung durchaus erklärlich. Suffokatorische Stauung erhöht die Blutungsmenge. Hinsichtlich der Technik des Nachweises der Blutungsquelle ist eine besondere Sektionsmethode anzuwenden, wir nennen sie Henkelkorb- oder Bügelschnittmethode (Puppe, Benecke). Sie besteht darin, daß man beiderseits, nach Zurückpräparieren der Kopfschwarte nach vorn und hinten, ein größeres Fenster in das Schädeldach hineinschneidet, am besten mit einer besonderen, winkelig gekrümmten Schere. Beiderseits der Pfeilnaht hält man sich $^1/_2$—1 cm von der Mittellinie entfernt, an den beiden Seiten verlaufen die Schnitte ähnlich wie die üblichen Sägeschnitte, hinten treffen die beiden Schnitte spitzwinkelig, etwa im Bereich der Lambdanaht, vorne etwas oberhalb der Augenhöhlendächer senkrecht zusammen. Man durchtrennt mit dem Knochen gleichzeitig die Dura, weil diese sonst an den Nahtstellen hängenbleibt. Zu achten hat man darauf, daß kein Sinus verletzt wird. Man stellt sofort fest, ob die Hirnoberfläche mit Blut bedeckt ist oder nicht. Dann bringt man am besten die Kindsleiche in Bauchlage, wodurch die Hinterhauptslappen beiderseits nach vorne heraussinken und dadurch den freien Einblick auf das Tentorium erlauben. In der Falx kommen angeborene Lücken vor, die nicht mit Rissen verwechselt werden dürfen. Bei der Technik hat man sich vor stärkerem Zuge am stehengebliebenen Bügel zu hüten, weil man sonst künstliche Risse erzeugen oder vorhandene vergrößern kann, besonders wenn solche an der Übergangsstelle von Tentorium und Falx vorhanden sind. Wenn diese Feststellungen getroffen sind, kann man den Bügel vorne und hinten abtrennen, worauf aus dem durchtrennten Längsblutleiter sich das Blut entleert. Man kann aber auch in dem großen Knochenfenster beiderseits die betreffende Großhirnhalbkugel luxieren und am Hirnstiel abtrennen, worauf man den ganzen inneren Bandapparat des Schädels vollständig überblicken kann.

Die Tentorium- und Falxrisse verdanken ihre Entstehung der Kompression des Kopfes während der Austreibung, die zu der bekannten Längskonfiguration des Kopfes mit stärkerer Verschiebung der Schädelknochen gegeneinander und übereinander führt. Auch beim Erwachsenen kann das Tentorium, besonders bei seitlicher Kompression, Einrisse zeigen. Übrigens soll die bei der Geburt entstehende Stauung im Sinus rectus und in den benachbarten Sinus, in den Tentorium- und Falxvenen zur Entstehung der Tentoriumrisse beitragen (SCHWARTZ), mindestens aber vermehrt Asphyxie die Blutung aus Zeltdach- und Sichelrissen (vgl. oben).

Eine andere, wenn auch seltenere Blutungsquelle stellen gestaute und zerrissene Piavenen dar: man nimmt an, daß bei stärkerer Überschiebung der Kopfknochen übereinander der Längsblutleiter mehr und mehr komprimiert wird, wodurch solche Venen, die z. B. von der Mantelkante des Großhirns nach dem Längsblutleiter ziehen, abgerissen oder abgequetscht, auch durch Stauung zur Berstung gebracht werden. Bei Erwachsenen sind ja derartige Piazerreißungen bei Kontusionen des Kopfes durchaus geläufig; es zerreißen hier häufig auch anders lokalisierte Venen, z. B. an den Schläfenpolen. Bei Neugeborenen ist der Nachweis solcher Gefäßzerreißungen wohl noch schwieriger als beim Erwachsenen, weil bei der Öffnung des Schädels und Herausnahme des Gehirns immer solche Gefäße auch künstlich einreißen. Jedenfalls ist die Kenntnis davon, daß solche Blutungen Geburtsfolgen sein können und nicht etwa krimineller Einwirkung ihre Entstehung verdanken müssen, sehr wichtig.

Bei massiven Blutungen ist die tödliche Bedeutung schon vom anatomischen Standpunkt aus einwandfrei zu erkennen; bei geringeren Blutungen hat man oft erhebliche Schwierigkeiten in der Begutachtung, besonders wenn es sich gleichzeitig noch um andere, womöglich kriminelle Einwirkungen auf das Kind handelt (konkurrierende Todesursachen). Hier muß die persönliche Erfahrung des Gutachters und die Berücksichtigung des Gesamtbildes weiterhelfen. Verhältnismäßig sehr häufig ist ja die intrakranielle Blutung kombiniert mit mehr oder weniger ausgiebiger Fruchtwasseraspiration; wobei die Aspiration eine weitere selbständige Schädigung oder aber eine Folge der beginnenden Reizung des Atmungszentrums durch die einsetzende Druckblutung im Schädelinnern sein kann. Jedenfalls wird man sich unter keinen Umständen verleiten lassen, nur die eine oder die andere Körperhöhle (nur Kopfhöhle oder nur Brusthöhle) zu untersuchen.

Über die so häufigen intrakraniellen Blutungen des unreifen Neugeborenen (MERKEL, YLPPÖ, SCHWARTZ) ist bei dem Kapitel „Über unreife Neugeborene“ nachzulesen. Bei diesen durch Geburtsschädigung bedingten intrakraniellen Blutungen gehören Schädelbrüche oder Fissuren zu den Ausnahmen. Solche können ja besonders bei dünneren Schädelknochen oder bei ausgesprochenen Ossifikationsdefekten nicht selten entstehen, viel häufiger natürlich noch an normal dicken Schädeln bei Kunsthilfe (Zangengeburt), unter Umständen auch bei Sturzgeburt im gerichtsärztlichen Sinne, ganz abgesehen natürlich von den kriminellen Einwirkungen auf den kindlichen Kopf. Die Schädelbrüche sollen deshalb wegen der differentialdiagnostischen Schwierigkeiten in einem besonderen Kapitel behandelt werden.

Die löffelförmigen Impressionen des Scheitelbeines wird man als solche stets erkennen und sofort als Geburtsschädigung ansprechen dürfen. Sie werden bei kriminellen Einwirkungen auf den Kopf oder bei Sturzgeburt oder auch bei Sturz des Kindes etwa vom Wickeltisch herab nicht beobachtet.

Mit der Todesursache hat nichts zu tun die Kopfgeschwulst (Caput succedaneum) und die Kopfblutgeschwulst (Cephalhämatom). Beide haben aber trotzdem eine nicht unerhebliche gerichtsärztliche und kriminalistische Bedeutung, besonders hinsichtlich der Rekonstruktion des Geburtsvorganges und der Differentialdiagnose gegenüber den Spuren aktiver Gewalteinwirkung auf den kindlichen Kopf. Als weiteres Zeichen dafür, daß während der Geburt am vorliegenden Teil ein Minderdruckgebiet besteht, sieht SCHWARTZ auch die Periost- und Diploeblutungen an, „die man so häufig am kindlichen Schädel in Form eines rundlichen Gebietes mit intensiver Rötung feststellt".

Die Schädigungen des Kindes, die bei *geburtshilflichen Maßnahmen* im weitesten Sinne vorkommen, sollen hier nicht eingehend abgehandelt werden, weil deren Bedeutung für die Kindsmordfrage zu gering ist. Eine kurze Aufzählung kann an anderer Stelle noch erfolgen, da auch diese Verletzungen immerhin eine gewisse differentialdiagnostische Bedeutung haben.

Gebärselbsthilfeverletzungen.

Dagegen spielen gewisse Verletzungen, die als nichtkriminelle während des Geburtsvorganges selbst erzeugt werden, eine erhebliche Rolle. Diese Verletzungen nennen wir *Gebärselbsthilfeverletzungen*. Ihre Bedeutung liegt darin, daß sie in nicht wenigen Fällen gegenüber den Spuren aktiver kindsmörderischer Angriffe nur schwer abzugrenzen sind.

Es ist eine Erfahrungstatsache, daß heimlich Gebärende, wenn die Geburt, insbesondere die Austreibung ihnen zu langsam geht, nach dem vorliegenden, aus dem Geschlechtsteil heraustretenden Kindsteil greifen, daran ziehen, um die Geburt zu beschleunigen. Diese Manipulation hat naturgemäß bei Beckenendlage kaum jemals einen Erfolg; bei den meist vorkommenden Kopflagen dagegen ist die Möglichkeit eines erfolgreichen Zufassens an Gesicht und Hals und Ziehens am Kindskopf nicht abzuleugnen. Ein Erfolg ist naturgemäß nur dann zu erwarten, wenn der Kopf schon weitgehend durchgeschnitten ist, doch kommen wohl auch vorher schon Spuren des Zufassens zur Beobachtung, in Gestalt von Abschürfungen oder umschriebenen Blutunterlaufungen an der Kopfschwarte. Schwere Beschädigungen der letzteren weisen naturgemäß fast immer auf fremde Hilfe hin; so sahen wir zirkuläres Abschneiden der Kopfschwarte durch eine ungeschickte Hebamme, die die in Falten gelegte Kopfschwarte für die Eiblase hielt, welche sie mit scharfem Instrument abtrennen wollte (PEKOFF).

Bei dem Zufassen nach dem im Durchschneiden befindlichen Kopf könnten die Finger der Gebärenden immerhin im Bestreben der Selbsthilfe in natürliche Öffnungen des Kopfes bzw. des Gesichtes gelangen. Am wichtigsten ist das Erreichen der Mundspalte. Eine Gebärende, die die Mundspalte erreicht, kann nach den vorliegenden Erfahrungen immerhin einen gewissen Zug dabei ausführen; daß dieser Griff bei der Aufregung der Kreißenden kaum ohne Beschädigung der Weichteile stattfinden wird, leuchtet ein; doch liegen diese Beschädigungen nach allgemeiner Erfahrung der Gerichtsmediziner und Geburtshelfer am ehesten im Bereich der Lippen bzw. der Mundspalte, der Lippenbändchen und der Mundschleimhaut — also des vorderen Teiles der Mundhöhle —, abgesehen von Abschürfungen in der äußeren Umgebung der Mundspalte oder überhaupt im Gesicht, mit oder ohne kleinere Blutunterlaufungen. Es wird aber übereinstimmend abgelehnt, daß Beschädigungen im Rachenraum oder gar im Schlundkopf durch den Finger der Gebärenden bei Selbsthilfe entstehen könnten (Marz). Schon Haberda hat mit Recht darauf hingewiesen, daß erhebliche Beschädigungen im Rachen oder im Schlundkopf nicht einem Zug, sondern einem Druck ihre Entstehung verdanken; dieser Druck müßte aber die Wirkung haben, daß der Kopf und damit der Kindskörper nicht herausgezogen, sondern zurückgeschoben würde. Es ist aber wohl als ausgeschlossen anzusehen, daß die Gebärende eine solche Wirkung auf das Kind ausüben kann; denn es ist ebenso eine Erfahrungstatsache, daß bei der Ausstoßung des Kindes instinktiv alle Körperkräfte angewandt werden, um die Ausstoßung zu beenden; ein Irrtum in der Wahl der dazu notwendigen Manipulationen bei Gebärselbsthilfe ist doch einfach nicht denkbar. Jedenfalls haben die beobachteten Fälle noch niemals auch nur einigermaßen beweisende Anhaltspunkte in dem Sinne gegeben, daß so etwas möglich wäre; es kann deshalb dieser Einwand einer Beschuldigten zurückgewiesen werden. Beschädigungen im Rachenraum und im Schlundkopf weisen auf aktive Gewalteinwirkung am Neugeborenen hin, und zwar in erster Linie auf die gewaltsame Einführung eines oder mehrerer Finger in die Mund- und Rachenhöhle des Neugeborenen, sei es, um das Kind am Schreien zu verhindern, sei es, um es von vornherein zu ersticken (vgl. unten).

Auch nach vollendeter Geburt des Kopfes ist mit der Möglichkeit zu rechnen, daß die Gebärende, um die Geburt zu beenden, zufaßt und auch den Hals erwischen kann, die Folgen können hier ebenso in Abschürfungen und Blutunterlaufungen bestehen. Differentialdiagnostisch kommen hier natürlich Würgegriffe der Mutter zum Zwecke der Tötung des Kindes sehr in Betracht.

C. Schädigungen des Neugeborenen nach der Geburt.

Eine weitere lebensgefährliche Schädigung stellt noch die **Blutung aus der Nabelschnur** dar. Davon ist zuweilen im Schrifttum, mehr noch bei wenig informierten Ärzten die Rede. Einwandfreie Erfahrungen lehren aber, daß die Verblutung aus der nicht unterbundenen Nabelschnur doch eine recht große Seltenheit darstellt. Ich habe nicht mehr als zwei Fälle gesehen, bei denen die Verblutung einwandfrei als Todesursache anzusehen war. Es wird übereinstimmend angenommen, daß das gesund geborene und normal atmende Kind trotz des Abreißens der Nabelschnur nicht an dieser Verblutungsform zugrunde gehen kann, weil der Blutdruck infolge der Umstellung des Kreislaufes sehr rasch sinkt, so daß die Blutung aus der Rißstelle der Nabelschnur zum Stehen kommt. Wird das Kind dagegen asphyktisch geboren, so ändern sich die

Kreislaufsverhältnisse infolge des Ausbleibens der Atmung nicht nennenswert, und es kann eine beträchtliche Menge von Blut aus der Nabelschnur herausfließen, besonders aus der Nabelvene, und zumal dann, wenn der Nabelschnurrest sehr kurz ist. In einem solchen Falle fand ich das Neugeborene im höchsten Maße ausgeblutet, die Totenflecken fehlten fast völlig, die inneren Organe waren geradezu weißgeblutet, insbesondere die Lungen zeigten ein blaß-graues Aussehen, kaum eine Spur von Hypostase, und auf dem Schnitt nur in den größten Gefäßen etwas Blut. Auch die übrigen Organe erschienen fast weißgeblutet. Begünstigt wird eine stärkere Blutung aus der Nabelschnur durch das glatte Abschneiden der Schnur, wodurch die Einrollung der Gefäßwände, wie sie beim Abreißen zustande kommt, weitgehend vermieden wird. Das seltene Vorkommen der Ruptur einer Nabelschnurarterie, auch bei Spontangeburt, wodurch die Gefahr der Verblutung des Neugeborenen heraufbeschworen wird, sei hier noch kurz erwähnt. Am häufigsten kommt nach STOECKEL und NEBESKY (zitiert bei REIFFERSCHEID) diese Ruptur bei Sturzgeburten vor; nach STOECKEL in 15—19%, nach NEBESKY in 32% der Fälle.

In dem Fall von REIFFERSCHEID ließ sich ein völliges Fehlen der elastischen Fasern in der Muskulatur der Nabelarterien nachweisen.

Nach Untersuchungen von FOSELL besitzt die Nabelschnur eine Tragfähigkeit von 2000—8000 g. Bei einer Fallhöhe von 25—50 cm genügt jedoch schon ein Gewicht von 500—1000 g zur Ruptur (PFANNKUCH und HOFFMANN, zitiert bei REIFFERSCHEID).

Die gerichtsärztliche Bedeutung derjenigen Erkrankungen, die in der Regel erst nach einiger Lebenszeit des Kindes zum Tode führen können, ist verhältnismäßig gering; denn diese Erkrankungen treten fast ausschließlich erst jenseits der Neugeborenenperiode (im gerichtsärztlichen Sinne) in Erscheinung, gehören also, streng genommen, nicht mehr in den Rahmen dieser Abhandlung. Immerhin ist die Kenntnis dieser Vorgänge auch für den Gerichtsarzt nicht unwichtig. Von diesen Erkrankungen ist in erster Linie zu nennen die **Melaena neonatorum**; es ist die Erscheinung des Blutbrechens und der fortgesetzten Darmblutung: Gleichzeitig mit dem Darminhalt oder in der Zwischenzeit zwischen Entleerungen gewöhnlichen Darminhaltes treten Blutungen aus dem After auf, denen das Kind in kürzerer oder längerer Zeit erliegen kann. Bei der Leichenöffnung findet man hochgradige Anämie der äußeren Bedeckungen und der inneren Organe. Im Dickdarm und meist auch fast im ganzen Dünndarm finden sich oft große Reste von Blutungsmassen, da und dort auch reines Blut in nichtgeronnenem Zustand. Nach oben hin läßt sich blutiger Inhalt meist bis zum Duodenum, manchmal bis in den Magen hinein verfolgen. Die Blutungsquelle im Einzelfalle festzustellen, gelingt meist nicht so ohne weiteres, wohl findet man hin und wieder im Duodenum oder auch etwas weiter unten eine oder mehrere blutig unterlaufene und flächenhaft blutinfiltrierte Stellen der Schleimhaut, in anderen Fällen dagegen werden solche Stellen völlig vermißt. In den seltensten Fällen gelingt es, kleinere oder größere, geschwürige Defekte, meist mit hämorrhagischem Grund, im Duodenum oder auch im Magen festzustellen.

Die Melaena stellt eine Form des Blutungsübels beim Neugeborenen dar, die besonders beim unreifen, aber auch beim reifen Kinde auftreten kann. Die tieferen Gründe sind uns noch nicht genügend bekannt; Kombinationen mit anderen Erscheinungen des Blutungsübels sind nicht selten (YLPPÖ). Ob die Melaena tatsächlich, wie YLPPÖ meint, in erster Linie auf geburtstraumatische Blutungen in der Magen- und Darmschleimhaut zurückzuführen ist, darüber besteht m. W. noch keine Einigkeit (vgl. auch VOGT).

Der **Icterus neonaterum** stellt in seinen leichten Formen einen der regelmäßigsten Befunde beim Neugeborenen in den ersten Lebenstagen dar. In seinen schwereren Formen kommt er als Todesursache in Betracht, bzw. weist er auf eine Stoffwechselstörung von tödlichem Charakter hin. Die Befunde sind äußerlich und innerlich nicht wesentlich verschieden gegenüber den Befunden beim Erwachsenen; nur im Gehirn kommt eine besondere Lokalisation des Ikterus beim Neugeborenen vor, das ist der sogenannte Kernikterus: die grauen Kerne des Groß- und Kleinhirns, besonders auch des letzteren (Nucleus dentatus) zeigen eine ausgesprochen zitronengelbe Verfärbung.

Fälle von **Sepsis,** die schon gleich nach der Geburt sich zeigen, sind verhältnismäßig selten und kommen am ehesten bei septischen Zuständen der Gebärenden vor. Die Mitberücksichtigung der Erkrankung der Mutter wird die Erkennung eines solchen Falles fördern, der naturgemäß nur höchst selten Gegenstand eines Verfahrens wegen Kindsmord sein wird. Häufiger sind dagegen die Fälle von **Nabelsepsis** im weitesten Sinne, die ihre Entstehung der Infektion der Nabelfläche bzw. der Ansatzstelle des Nabels verdanken. Die Häufigkeit dieser Erkrankung hat in der vergangenen Zeit außerordentlich geschwankt, zeitweise wurden geradezu Epidemien, besonders in Gebärmutteranstalten beobachtet. Derartige Ereignisse scheinen aber allgemein jahrelang zurückzuliegen, jedenfalls sieht man ausgesprochene Fälle neuerdings recht selten. Die Untersuchung ergibt entweder eine eiternde granulierende Fläche bei abgefallenem Nabelschnurrest, die aber an der Leiche stark vertrocknet sein kann. Mindestens ebenso häufig fanden wir früher aber den Hautnabel außen mehr oder weniger verheilt, dem Verlauf der Blutgefäße jedoch folgend an der Innenfläche der vorderen Bauchwand die Entzündung in Form einer Eiterung oder eines entzündlichen Ödems. Es handelt sich ja in der Mehrzahl der Fälle nicht um eine Thromboangitis, sondern, bei dem so häufigen Sitz der Infektion an den Nabelarterien, um eine eitrige Periarteriitis. In der Umgebung der beiden Nabelarterien findet sich sulzige oder eitrige Durchtränkung des Gewebes und nicht selten eine lokale oder allgemeine Peritonitis, wenn die Erreger durch das Peritoneum durchgewandert sind. An der Nabelvene dagegen sieht man häufiger eitrige oder thrombosierende Phlebitis, die manchmal bis zum Ductus venosus Arantii zu verfolgen ist. Sekundär können, besonders bei der letzteren Form des Infektionsverlaufes, alle möglichen Formen metastatischer Eiterungen vorkommen: Weichteilabscesse, Gelenkvereiterungen, eitrige und fibrinöse Perikarditis, Pleuritis mit oder ohne Lungenabscesse, Hirnabscesse und auch umfangreiche septische Erweichungen des Großhirns und besonders auch des Kleinhirns. Praktisch wichtiger als Todesursachen sind aber Fälle von Bronchitis oder von Pneumonie; sowohl infolge von Aspiration wie auch von Erkältung können diese entzündlichen Erkrankungen der Atemwege auch sehr frühzeitig nach der Geburt auftreten; wenn auch zuzugeben ist, daß in dem Zeitraum, der die weitaus meisten Fälle von Kindsmord umfaßt, nämlich die ersten Minuten oder Viertelstunden nach der Geburt, solche Erkrankungen extrem selten sind und viel seltener noch als Todesursache in Betracht kommen; wir brauchen deshalb an dieser Stelle diese Erkrankungen wohl nicht weiter zu besprechen.

D. Unreife und Lebensschwäche.

Ein Kindsmord kann selbstverständlich auch an einer **unreifen Frucht** begangen werden. Seitens der Justizbehörden wird freilich bei einer unreifen Frucht regelmäßig die Frage gestellt, ob sie lebensfähig gewesen sei, bzw. ob sie fähig gewesen sei, das Leben außerhalb des Mutterleibes fortzusetzen. Hier gibt es naturgemäß keine scharfe Grenze, wie man etwa aus den ministeriellen Bestimmungen entnehmen könnte, nach denen die gerichtliche Öffnung einer Frucht dann unterbleiben kann, wenn die Frucht offenbar vor Vollendung der 26. Schwangerschaftswoche geboren wurde, wenn die Öffnung nicht vom Richter ausdrücklich gefordert wird. Wir sprechen bei erheblich unreifen Kindern von **bedingter Lebensfähigkeit.** Damit ist gemeint, daß eine solche Frühgeburt unter Umständen am Leben erhalten werden kann, wenn besondere Maßnahmen dafür getroffen werden. Manche Autoren haben sich gegen den Begriff Lebensfähigkeit gewandt, indem sie das Hereinziehen eines derartig irrationalen Begriffes in das Gutachten für bedenklich erklärten; es sei besser, meinen sie, zu sagen, lebensfähig sei eine Frucht, die tatsächlich gelebt hat, bzw. die längere Zeit gelebt hat. Nach YLPPÖ genügt es für die Beurteilung der Lebensfähigkeit einer Frühgeburt, wenn man sich an das Geburtsgewicht hält und das klinische Verhalten dabei berücksichtigt. Bei den forensischen Fällen freilich, bei denen das klinische Verhalten infolge der Unsicherheit der Aussagen der Kindsmutter nicht exakt beurteilt werden kann, bestehen erheblich größere Schwierigkeiten; man wird den ganzen anatomischen Zustand deshalb zur Beurteilung heranziehen und sich natürlich nicht etwa nur mit dem Fehlen der sogenannten klassischen Reifezeichen begnügen. Ein Mindestgewicht, dessen Unterschreitung das Kind lebensunfähig machen würde, läßt sich nicht angeben (PEIPER). Arzt und Hebamme, dies sei hier nur nebenbei bemerkt, haben in jedem Fall die Pflicht, sich so zu verhalten, als ob das Kind lebensfähig wäre. Strafrechtliche Verfolgungen (wegen fahrlässiger oder vorsätzlicher Körperverletzung) sind sonst keineswegs ausgeschlossen. Wir selber haben vor kurzem eine strafrechtliche Verfolgung und Verurteilung eines Arztes wegen fahrlässiger Körperverletzung erlebt, weil er ein unreifes Neugeborenes von 35 cm Länge nach der Geburt als angeblich lebensunfähige Frühgeburt in den Eimer werfen ließ, wo dieselbe nach einiger Zeit Lebenszeichen gab, um erst nach etwa 5 Stunden zu sterben. Eine sichere Prognose zu stellen, ist ja in der Mehrzahl der Fälle ganz unmöglich; es haben sehr unreife Kinder tatsächlich überlebt; PEIPER bringt in einer Zusammenstellung die Angabe, daß die untere Grenze der Lebensfähigkeit bei 1000 g zu ziehen sei, das entspricht einer Länge von um 35 cm oder etwas darunter; aber selbst unterhalb dieses Geburtsgewichtes sind einzelne Kinder, meist bei Anwendung besonderer Sorgfalt, ausnahmsweise am Leben geblieben. Aus diesen schwankenden Grenzen ergibt sich jedenfalls die Tatsache, daß der Begriff der Lebensfähigkeit, soweit er sich auf den Entwicklungszustand des Kindes bezieht, nur von sehr bedingtem Wert ist für die forensische Beurteilung; wesentlich andere Bedeutung hat der Begriff dann, wenn wir mit „lebensfähig“ das Fehlen von lebenausschließenden Mißbildungen oder Organerkrankungen meinen (s. oben). Die Schwierigkeit für den Gutachter liegt darin, daß in den Fällen, in denen die Spuren aktiver Tötung trotz dringendsten Verdachtes nicht klar genug sind, wie manchmal bei der Erstickung mit weichen Bedeckungen, gerade bei unreifen Kindern viel mehr als bei reifen mit der Möglichkeit natürlichen Absterbens zu rechnen ist; dadurch bekommt die Begutachtung in vielen Fällen einen unsicheren Charakter. Ich sehe hier ganz ab von der Todesursachenstatistik, wie sie auf Grund der Leichenschau angefertigt wird. In dieser Statistik haben früher die Diagnosen Unreife und Lebensschwäche eine außerordentlich große Rolle gespielt, während in der Gegenwart diese Diagnosen, zahlenmäßig wenigstens, wesentlich abgenommen haben; es liegt hier jedenfalls eine noch viel bedeutungsvollere Ungenauigkeit vor als bei der Diagnose Altersschwäche. Auch diese Diagnose wird von den sezierenden Ärzten bekanntlich zahlenmäßig sehr stark eingeschränkt und mindestens ebenso ist das bei den Statistiken über die Todesursachen der Neugeborenen der Fall, die sich auf Leichenöffnungen gründen. Freilich ist auch bei den unreifen Neugeborenen, und zwar mehr noch als bei den reifen, mit der Tatsache zu rechnen, daß durch die Leichenöffnung allein nicht in 100% der Fälle die Todesursache völlig klargelegt werden kann; zum mindesten muß man aber verlangen, daß die Diagnose: Tod an Lebensschwäche oder Unreife, per exclusionem gestellt wird. Wenn wir alle eindeutigen Schädigungen vor, während und nach der Geburt, die das unreife Neugeborene, unabhängig von seiner Unreife, getroffen haben, außer Betracht lassen, so frägt es sich, ob es möglich ist, den Tod an Unreife bzw. Lebensschwäche nicht etwa nur aus dem Grad der Unreife, sondern aus anderen Zeichen zu erschließen. Dazu ist aber die Frage zu beantworten, in welcher Weise das Leben stark unreifer Kinder zu Ende geht. Damit ist schon gesagt, daß natürlich sehr viele unreife Kinder noch lebend geboren werden, da sie ja intrauterin und auch noch während der Geburt rein passiv am Leben erhalten werden durch den fetalen Kreislauf. Solche Kinder und zwar auch unreife mit weit weniger als 1000 g Gewicht, können dann zunächst einige, mehr oder weniger unvollkommene Atemzüge machen und gehen dann zugrunde. Es ist anzunehmen, daß, abgesehen von der Unterfunktion der gesamten zentralen Organe, besonders die Schwäche des unreifen und mangelhaft gefestigten Brustkorbes, insbesondere des muskulären Atmungsapparates, das Weiteratmen verhindert (vgl. Henderson). Die Muskelkraft, vielleicht auch die Stärke der zentralen Reize reicht nicht aus, um die Atmungsmuskulatur so stark im Gang zu halten, daß ein genügender Gaswechsel in der Lunge stattfindet. Dann tritt ein Circulus vitiosus ein: die mangelhafte Sauerstoffversorgung schwächt die Muskulatur und die zentrale Steuerung noch mehr, so daß das Ende beschleunigt wird. Auch die starke Abkühlung, die unreife Neugeborene, besonders auch wegen der unvollkommenen Entwicklung der Haut mit ihrer mangelhaften Verhornung, erleiden, beschleunigt das Ende; weil die Lebensvorgänge in ihrer Gesamtheit durch die Untertemperatur herabgesetzt werden, besonders auch die Tätigkeit des zentralen Nervensystems. So kann man in gewissem Sinne den Tod stark unreifer Kinder als Erstickungstod auffassen und wir werden deshalb nach den Zeichen des Erstickungstodes fahnden. Diese aber sind ja schon beim Erwachsenen nicht als spezifisch anzusehen, und das trifft in verstärktem Maße auf das unreife Kind, mehr noch als auf das reife, zu. Die Erstickungszeichen betreffen ja im allgemeinen das Kreislaufsystem: Blutstauung in der Peripherie, in der

Lunge, Blutaustritte (Ekchymosen) an den serösen Häuten, auch an den Schleimhäuten, und schließlich der flüssige Zustand des Blutes weisen auf Erstickung hin, ohne dieselbe sicher als Todesart zu beweisen. Nun bietet aber der anatomische Befund beim unreifen Neugeborenen hinsichtlich des Kreislaufsystems insofern eine gewisse Besonderheit dar, als die unreifen Kinder ungemein häufig an Blutungsübeln der verschiedensten Art leiden. Das hängt wiederum mit der mangelhaften Entwicklung und Festigung der Blutgefäße insgesamt zusammen. YLPPÖ hat, auf diesen Tatsachen aufbauend, ein gewisses Hilfsmittel zur Klarlegung der Prognose, d. h. zur Frage der Lebensaussichten der Unreifen angegeben: beim Kneifen einer Hautfalte, etwa am Oberarm, treten um so leichter Blutungen auf, je unreifer das Gefäßsystem ist, und je nach der Leichtigkeit, mit der Blutungen erzeugt werden können, seien die Lebensaussichten zu bemessen. Jedenfalls wird man, das muß schon hier gesagt werden, aus diesen allgemeinen Erstickungszeichen beim unreifen Neugeborenen noch viel weniger einwandfrei die mechanische Erstickung beweisen können als beim reifen Neugeborenen. Noch viel weniger dürfen wir deshalb bei unreifen Neugeborenen von der Forderung abgehen, daß die Tatsache der mechanischen Erstickung, wie etwa durch äußere Gewalteinwirkung, nur dann als feststehend behauptet werden darf, wenn sichere Zeichen der erstickenden Ursache, wie etwa Verletzungen an den äußeren Atemöffnungen oder in der Mund- und Rachenhöhle sowie im Verlauf der oberen Luftwege, festzustellen sind.

Unter Hinweis auf das oben bereits Gesagte müssen wir uns nochmals mit den *Befunden bei den unreifen Neugeborenen* befassen, weil sie auch gerichtsärztlich besonders bemerkenswerte Befunde bieten können (vgl. SIEBERT). Beim unreifen Neugeborenen überwiegt, noch mehr als beim reifen, die Größe des Kopfes den Entwicklungszustand des übrigen Körpers; das Mißverhältnis ist noch auffallender. Die Hautoberfläche sieht beim lebenden Unreifen, je höher der Grad der Unreife ist, um so mehr rot aus und kann bis ins Krebsrote gehen, wegen der mangelhaften Entwicklung der Epidermis, besonders deren Hornschicht. Außerdem ist die Oberfläche allenthalben noch stark bedeckt mit Lanugohaaren. Die Hoden finden sich, je nach Unreife, erst im Leistenkanal oder in der Bauchhöhle; die kleinen Schamlippen und die Clitoris sind von den großen Schamlippen noch keineswegs bedeckt. Von den inneren Organen sind keine so eindeutigen Unterschiede gegenüber dem ausgetragenen und reifen Kinde zu verzeichnen: in erster Linie ist das Gehirn zu nennen, das noch eine ganz geringe Entwicklung der Furchen und Windungen zeigt, das Relief ist ganz mangelhaft ausgeprägt, die weichen Häute äußerst zart, ihre Blutgefäße viel spärlicher, der Wassergehalt der Hirnsubstanz noch wesentlich höher als beim reifen Neugeborenen. Herz und Lunge zeigen ihre endgültige Form und das gleiche gilt für die Bauchorgane. Die Knochenkerne sind rückständig in ihrer Entwicklung, fehlen zum größten Teil, z. B. die Knochenkerne in den unteren Gelenkenden der Oberschenkelknochen, die im allgemeinen erst in der 36. Woche ganz klein angelegt werden. Doch bestätigen auch hier wie überall Ausnahmen die Regel, d. h. sie können auch bei reifen Neugeborenen fehlen oder umgekehrt. Auch bei den unreifen Neugeborenen finden wir die ausgesprochensten pathologischen Befunde an Gehirn und Lunge, wie überhaupt außerdem am ganzen Kreislauf. Das Gehirn zeigt besonders häufig Anfüllung der Hirnkammern mit Blutgerinnseln.

Die genaue Untersuchung zeigt, wie SCHWARTZ glaubt, daß diese blutigen Ausgüsse der Hirnkammern ihren Ursprung haben in durchgebrochenen subependymären Blutungen, besonders in den Seitenkammern, die im Stromgebiet der Vena magna Galeni liegen. Ein Teil des Blutes kann sogar auch nach außen in den Subduralraum übertreten. Tentoriumrisse und Falxrisse als Blutungsquellen für subdurale Blutungen kommen auch bei unreifen Neugeborenen vor, sind aber naturgemäß um so seltener, je kleiner die Frucht und besonders der Kopf ist; dagegen überwiegen die geschilderten intracerebralen Blutungen um so mehr, je kleiner die Frucht ist. (Dagegen haben wir in unserem Material zentrale Blutung bei reifen Neugeborenen nur als äußerst seltene Befunde angetroffen.) Auch an vielen anderen Stellen, abgesehen von den Lungen, zeigt sich das „Blutungsübel des Unreifen". Die ganze Kopfschwarte und besonders das lockere Gewebe zwischen Beinhaut und Kopfschwarte ist oft mehr oder weniger stark von Blutungen durchsetzt, die manchmal zu größeren oder zu einem vollständigen, die Schädelwölbung einnehmenden Polster sich vereinigen können; auch unter der Beinhaut, besonders der Scheitelbeine, aber auch der übrigen platten Schädelknochen, liegen häufig flache und flachste Blutungen, während das eigentliche ausgesprochene Kephalhämatom bei den Unreifen eher seltener ist; es ist anzunehmen, daß das leichtere Durchtreten des kleinen Kopfes, der sich leichter konfiguriert, durch das knöcherne Becken die Ursache dafür darstellt.

An den Halsweichteilen findet man, ähnlich wie bei den reifen Neugeborenen, Dehnungsblutungen in den Kopfnickermuskeln. Sodann Blutungen auch in der Schleimhaut der Mund- und Rachenhöhle, besonders der Luftröhre und auch mitunter in der Kapsel der Schilddrüse. Der Thymus kann ebenfalls von Blutungen der verschiedensten Art durchsetzt sein. An den Lungen trifft man häufiger nicht isolierte nadelstichgroße Ekchymosen der Pleura, sondern streifige, ja flächenhafte düsterrote Blutungen, die sich über größere Strecken ausdehnen, besonders an der Hinterfläche, zumal der Unterlappen. Sie dürfen nicht ohne Weiteres etwa als Wirkungen von Quetschungen bezeichnet werden, zumal wenn subpleurales Emphysem fehlt. Auch im Lungengewebe selber finden wir ungemein häufig alle Stadien von hämorrhagischer Durchsetzung: bald sind es umschriebene, pfefferkorngroße oder größere Blutungsherde, bald sind es ganze Lappen, die blutdurchsetzt sind. Bei der mikroskopischen Untersuchung kann man besonders häufig perivasculäre Blutungen feststellen, die sich durch die bindegewebigen Septen fortsetzen und bis zur Pleura erstrecken, wo sie als kleinere oder größere Ekchymosen auffallen (s. oben). Wenn ganze Lungenteile oder Lungenlappen blutdurchtränkt sind, betrifft die Durchblutung sowohl das interstitielle Lungengewebe selbst, wie die Lichtungen der Alveolen und Bronchiolen.

Auch am Herzen und an der Adventitia der größeren Gefäße fallen diese streifigen und zackigen Blutungen, die oft flächenhafte Ausdehnung annehmen, auf; das Epikard kann zum größten Teil von flächenhafter Blutung eingenommen sein.

An der Leber fallen nicht selten subcapsuläre Blutungen auf, während an Milz und Nieren seltener besondere Blutungen auftreten. Das letztere gilt für den Darm und auch für das Pankreas.

E. Nachweis des Lebens nach der Geburt.

Leben nach der Geburt? Nachweise.

Die Frage, ob das *Kind nach vollendeter Geburt gelebt habe*, ist eine der wichtigsten, die in gerichtlichen Fällen zu beantworten ist. Diese hohe Meinung von der Bedeutung und insbesondere von dem Nachweis des Gelebthabens, wenn auch nur während einer allerkürzesten Zeitspanne, geht aber, wie schon angedeutet, von der Justiz aus. Der Strafrichter braucht den Nachweis bei fraglichem Kindsmord, der Zivilrichter bei manchen Fragen des Erbrechts. Der Mediziner denkt daran, daß gleich nach der Geburt in der Regel ein sogenanntes apnoisches Stadium besteht, das bis zum ersten Atemzug dauert. Wenn in diesem verschieden langen Zeitraum ein tödlicher Angriff auf das Kind erfolgt, was praktisch sicher vorkommt, so ist, jedenfalls nach medizinischer Auffassung, ein vollendeter Kindsmord gegeben. Jedenfalls wäre es außerordentlich abwegig, wollte man in den Fällen, in denen das Kind nachweislich nach der Geburt nicht geatmet hat, auf die Feststellung der Todesursache verzichten. Wir wissen, daß in diesem apnoischen Stadium andere Zeichen des Lebens, wie insbesondere Herztätigkeit, aber auch Bewegungen mit den Gliedmaßen, sowie auch Entleerung von Harn und Meconium beobachtet werden. Wir dürfen also gerichtlich-medizinisch keinesfalls ausschließlich „Atmung gleich Leben" setzen. Wir übergehen die lange Geschichte der Frage, unter welchen Umständen ein Kind als Lebendgeburt anzusehen sei, wenn es sehr bald nach der Geburt abgestorben ist. „Ein Kind hat gelebt, das die Wände beschrieen hat", mit diesem Grundsatz des preußischen Landrechts könnten wir heute nicht mehr viel anfangen oder höchstens so viel, daß in den Fällen, in denen von zuverlässigen Zeugen das Schreien des Kindes gehört wurde, das Leben erwiesen erscheint. Für die Stellungnahme zu der Behauptung der Kindsmutter, daß sie das Kind für totgeboren gehalten habe, spielt freilich auch die nachgewiesene Atmung eine erhebliche Rolle, wenn dieser Nachweis auch nicht unter allen Umständen entscheidend sein darf. Trotz dieser Einschränkung spielt aber die Frage, ob das Kind gelebt habe in oder nach der Geburt, immer noch eine erhebliche Rolle (vgl. Deutsche Strafprozeßordnung § 90), wenn wir auch manchmal bestrebt sein müssen, dem Richter gegenüber die überragende Bedeutung der stattgehabten Atmung abzumindern. Dabei sehe ich an dieser Stelle zunächst von der als sicher zu betrachtenden Tatsache ab, daß mangelhaft beatmete Lungen sowohl intravital wie auch postmortal wieder luftleer werden können, eine Tatsache, die außerhalb der Fachkreise immer wieder nicht genügend beachtet wird, ebenso wie die sichere Tatsache, daß unbeatmete Lungen, postmortal wenigstens teilweise, lufthaltig werden können, und zwar nicht nur durch direktes Einblasen von Luft in Mund und Nase, sondern auch durch andere Wiederbelebungsmaßnahmen, ja durch ausgiebige Bewegungen mit dem kindlichen toten Körper. Indessen spielt dies erfahrungsgemäß bei der Kindsmordfrage so gut wie gar keine praktische Rolle. Es liegen einwandfreie Beobachtungen in genügender Zahl vor, die andererseits beweisen, daß lufthaltige Lungen intravital wieder luftleer werden können. Wenn dieses Vorkommnis zweifellos auch selten ist (Max Richter und Haberda, welcher seinerzeit die Fälle gesammelt hat, worunter solche bis zu 30stündiger Lebenszeit [Schmorl] waren), und wenn insbesondere der extreme Fall, daß einmal *völlig beatmete* Lungen, zumal eines reifen Kindes, intravital wieder völlig luftleer werden können, ganz sicher — wenn es überhaupt vorkommt — ungemein selten ist, so muß der Sachverständige doch mit dieser Tatsache vertraut sein, nicht etwa nur deshalb, damit er in jedem zweifelhaften Fall diese Erfahrungstatsache erwähnt, sondern auch, damit er in der Lage ist, gleichzeitig auf die große Seltenheit gerade dieses Vorkommnisses hinzuweisen. Wenn nämlich gerade dieser letztere Punkt, die große Seltenheit, nicht immer wieder hervorgehoben wird, dann schleicht sich, wie auch auf anderen Gebieten der Sachverständigentätigkeit, so leicht hierbei die Möglichkeit ein, daß ein ungeheuer seltenes Ereignis gerade vor Gericht immer wieder betont wird und dadurch schließlich den Charakter eines anscheinend doch häufiger wiederkehrenden Vorkommnisses bekommt.

Trotz allem achten wir aber bei der Leichenöffnung mit ganz besonderer Aufmerksamkeit auf alle die Zeichen des Gelebthabens; denn wir dürfen nicht vergessen, daß der kindliche Leichnam uns noch mehr sagen muß, als der Leichnam des Erwachsenen, jedenfalls in sehr vielen Fällen, weil in der Regel bei der heimlich erfolgten Geburt und der Kindstötung überhaupt keine Zeugen vorhanden sind und außerordentlich viel von der richtigen Ausdeutung des Leichenbefundes und seiner Gegenüberstellung zu den Aussagen der Kindsmutter abhängt.

Äußerlich können wir der Kindsleiche, wenn es sich nur um kurzes Leben handelt, nicht ansehen, ob Leben außerhalb des Mutterleibes stattgefunden hat; weder die Farbe der Totenflecken, noch der Zustand der Nabelschnur bieten irgendwelche Anhaltspunkte. Auch äußere Verletzungen, die vitale Zeichen im weitesten Sinne darzustellen vermöchten, können nur dann als Zeichen des Gelebthabens angesehen werden, wenn ihre Entstehung vor oder während der Geburt bestimmt ausgeschlossen ist. Die Veränderungen des Nabelschnurrestes, insbesondere die Mumifizierung in ihren verschiedenen Stadien, geht genau so am totgeborenen, wie am lebenden und am gelebthabenden Kinde vor sich. Die Grenze gegen den Hautnabel zeigt schon häufig beim Neugeborenen eine Rötung, die aber ebenfalls als Unterscheidungsmittel für Totgeburt oder Lebendgeburt unbrauchbar ist (M. Richter); denn an dieser zarten Stelle tritt Vertrocknung ein, so daß die Blutgefäße des Cutisrandes des äußeren Nabelringes durchschimmern. Die Wölbung des Brustkorbes als Zeichen der Entfaltung der Lungen ist ebensowenig brauchbar (Kaspar, Elsässer).

Von den sogenannten „Lebensproben“, die während der Leichenöffnung in Betracht kommen, wollen wir lediglich die Untersuchung der Lungen und des Magen-Darmkanals einer eingehenden Besprechung unterziehen, denn alle übrigen Lebensproben, wie etwa die Luftfüllung der Paukenhöhlen u. a., sind als unbrauchbar verlassen worden.

Bedeutung des Lungenbefundes.

Die genaue *Untersuchung der Lungen* — und nicht nur die Lungenschwimmprobe — gibt uns den weitaus wichtigsten Anhaltspunkt für die Beantwortung der Frage nach stattgehabtem extrauterinem Leben. An sich ist die Unterscheidung einer lufthaltigen von einer nichtlufthaltigen Lunge eine sehr banale Angelegenheit (die gleiche Unterscheidung ist beim Erwachsenen zu treffen, wenn Atelektasen festzustellen sind). Doch bedarf sicherlich, besonders wegen der Kleinheit der Organe, die Untersuchung gesteigerter Aufmerksamkeit. Bei völliger Beatmung, d. h. Luftentfaltung der Lungen, können Schwierigkeiten natürlich nicht auftreten; bei geringen Beatmungsgraden ist aber wohl zu beachten, daß bei gleichzeitig hochgradiger Fruchtwasseraspiration besonders die durch die Pleuren durchschimmernden Vernixteilchen für den flüchtigen Blick eine gewisse Ähnlichkeit mit einer inselförmigen Beatmung vortäuschen können, insofern wenigstens, als die meist dunklere Farbe der nichtlufthaltigen Lungen durch massenhaft vorhandene Vernix ebenfalls aufgehellt werden kann; genaue Besichtigung ohne und mit Lupe läßt die Unterscheidung, zumal für den Erfahrenen, jedoch sofort zu; bei Kombinationen von Luftbeatmung und Vernixeinatmung empfiehlt sich am häufigsten noch die genaue Festlegung der beiderseitigen Bezirke. Nicht nur die Farbe der Lungen und die Sichtbarkeit der entfalteten Alveolen, sondern auch das vermehrte Volumen, sowohl der Gesamtlunge, wie einzelner Lappenteile tragen zur Unterscheidung bei; durch die Volumenvermehrung rücken die vorderen Grenzen beider Lungen nach vorne und überdecken mehr oder weniger Thymus und Herzbeutel; diese Grenzen werden bestimmt im Verhältnis zu den bekannten Orientierungslinien am Thorax: hintere, vordere, mittlere Achsellinie, Brustwarzenlinie, Brustbeinlinie, Herzbeutelüberlagerung usw. Gräper beschreibt den Situs der Brustorgane folgendermaßen:

„Beim ungeborenen Kinde laufen die vorderen Pleuragrenzen etwa vom inneren Viertel der Clavicula senkrecht und parallel zueinander nach abwärts. Das Mediastinum heftet sich also mit sehr breiter Fläche an der vorderen Brustwand an. Die mächtig entwickelte Thymusdrüse findet aber selbst in einem Mittelfellraum von dieser Breite bei der geringen Tiefenausdehnung des Thorax nur zum kleinen Teile Platz und drängt sich schließlich in den Pleuraraum hinein, wo sie vor die atelektatischen Lungen zu liegen kommt."

„Bei den ersten Atemzügen vergrößert sich nun mit dem Sagittaldurchmesser des Thorax auch der des Mediastinum beträchtlich, so daß, wenn es dieselbe Breite beibehält, in ihm Platz wird für die bisher in den Pleuraraum gedrängten mächtigen Seitenteile der Thymus, und da das Organ außerordentlich weich und konfigurierfähig ist, wird es gewissermaßen in den Mittelfellraum hineingezogen unter Vertiefung seines sagittalen Durchmessers und seitlicher Abplattung, ein Vorgang, den man experimentell durch Einspritzen von Fixierungsflüssigkeit in die Pleurahöhlen beim Totgeborenen versinnbildlichen kann."

„Sehr bald aber, und zwar wahrscheinlich schon in wenigen Minuten nach der Geburt, schreitet die Erweiterung des Thorax in sagittaler Richtung weiter fort, und das Mediastinum muß sich, da es an Volumen nicht zunehmen kann, verschmälern. Das kann nun im hinteren Teile nicht geschehen, weil hier Organe mit ziemlich konstantem Volumen in ihrer Lage zur Wirbelsäule fixiert sind. Dagegen ist hierzu der der Brustwand unmittelbar anliegende Teil wegen seines zarten, lockeren und nachgiebigen Bindegewebes besonders geeignet. So kommt es, daß die vorderen Pleuragrenzen sich einander in der ersten Zeit nach der Geburt zuerst unten, dann auch oben immer mehr nähern. Besonders rasch rückt die rechte an der unteren Umbiegungsstelle vor und erreicht oder überschreitet sogar nach wenigen Atemzügen den Rippenbogen."

„Deshalb hat man wahrscheinlich ein forensisch-diagnostisches Hilfsmittel dadurch in der Hand, daß man eine Nadel am Rippenbogen rechts neben dem Schwertfortsatz einsticht. Diese ist bei einem Neugeborenen, der ausgiebig geatmet hat, bei vorsichtiger Sektion vom rechten Pleuraraum aus durch das Brustfell hindurchschimmernd oder sogar direkt sichtbar, während sie beim Totgeborenen weit entfernt von der Pleuraumschlagstelle liegt."

Ich glaube aber nicht, daß man diese letztere Untersuchungsmethode als Lebensprobe im engeren Sinne verwenden kann; denn die in der forensischen Praxis so besonders schwierigen und doch recht häufigen Fälle von geringer Beatmung der Lungen wird man mit dieser Methode nicht ganz einwandfrei feststellen können.

Wir wenden uns nun gleich den schwierigeren Fällen zu; dazu rechne ich einerseits die Fälle von teilweiser aktiver Beatmung, die Fälle mit sekundärem Luftverlust der Lungen, die Kombinationen mit Einatmung von Fruchtwasserbestandteilen oder Fremdkörpern aller Art und dann schließlich ganz besonders die Fälle mit mehr oder weniger vorgeschrittener Fäulnis der Lungen mit Entwicklung von Gasbläschen im Lungengewebe, und zwar bei unbeatmeten und bei beatmeten Lungen. Ein geringer Luftgehalt der Lungen kann dem Nachweis besonders dann Schwierigkeiten machen, wenn dieser Luftgehalt ein zentraler ist. Die Beurteilung der Pleuraoberfläche ist im allgemeinen wesentlich leichter als die Beurteilung der Schnittfläche, wenigstens hinsichtlich der Beatmung. Wenn an der Pleura entfaltete Alveolen gar nicht zu sehen sind, so kann im allgemeinen die Ausdehnung der entfalteten zentralen Teile auch nicht groß sein, und dann haben wir schon Schwierigkeiten, wenigstens bei der Inspektion; während gerade in solchen Fällen die nachträgliche histologische Untersuchung uns große Dienste leisten kann (s. unten).

Orsós hat für diese Fälle von nur zentraler Luftentfaltung der Lungen ein bereits oben kurz erwähntes Nachweisverfahren angegeben:

Es beruht darauf, daß es auf Druck gelingt, zentral vorhandene Luft, die hier schwer sichtbar ist, in die Peripherie zu pressen. Diese Möglichkeit liegt tatsächlich vor, wie man sich jederzeit überzeugen kann, auch an einzelnen Lungenstückchen. Es sind nur einige Vorsichtsmaßregeln zu beachten, deswegen, weil man bei diesem Druck vermeiden muß, daß Luft, die in den großen Bronchialästen sich befindet, an die Peripherie unter die Pleura gepreßt wird. Orsós meint zwar, daß das nicht der Fall sei. Er empfiehlt aber immerhin, vor der Herausnahme der Lungen die Bronchien am Hilus mit weichem Faden abzubinden und bis zur Vornahme der Probe in diesem Zustand zu belassen. Wenn die Lunge ohne Abbindung herausgenommen wurde, empfiehlt er: „die Wurzel des zu untersuchenden Lappens mittels Daumen und Zeigefinger der linken Hand auf die Weise unter Druck zu setzen, daß man den einen Finger in die Spalte zwischen den Lappen und den anderen Finger neben den Hilus legt. Wenn man nunmehr mit der rechten Hand auf die Mitte des Lappens drückt, kann aus den größeren Bronchien keine Luft in die Läppchen bis unter das Brustfell eindringen". Orsós empfiehlt dieses Verfahren besonders auch für die Untersuchung von Frühgeburten, die während oder unmittelbar nach der Geburt abgestorben sind. Ja, sogar für die Untersuchung lebensunfähiger Früchte im 5.—6. Schwangerschaftsmonat empfiehlt er sein Verfahren, weil bei positivem Ausfall der Probe dadurch die Tatsache des Gelebthabens der Frucht unmittelbar nach der Geburt oder während derselben erwiesen sei. Diese Feststellung kann aber bekanntlich für die Aufklärung der Ursache des Abortus von erheblicher Wichtigkeit sein, insofern, als beim Nachweis des Gelebthabens der Frucht es sich um vollendete Abtreibung gehandelt haben muß, während beim gegenteiligen Befund (tote Frucht) nur ein Versuch in Betracht kommt. Es kann nicht geleugnet werden, daß für den morphologisch besonders interessierten Gerichtsmediziner und Pathologen diese Methode nicht unerhebliche Bedenken erregt, mit denen wir uns auseinandersetzen müssen (vgl. oben). Die Technik mag ja ganz einfach sein, aber die Tatsache, daß ein auf diese Weise gedrücktes Lungengewebe sich nicht mehr — oder nur sehr unter Vorbehalt — zur histologischen Untersuchung eignet, ist nicht abzuleugnen. Man kann sagen, daß man ja freilich die Probe nicht mit allen Lungenteilen anzustellen braucht, und daß man andere Lungenlappen ungedrückt zur mikroskopischen Untersuchung aufheben kann. Trotzdem widerstrebt die Methode demjenigen, der die mikroskopische Untersuchung im Anschluß an die Neugeborenensektion sich nicht mehr wegdenken kann. Freilich sind ja sogar in den amtlichen Vorschriften gewisse Hinweise auf die Technik der Untersuchung der Lungen enthalten, bei denen diese nicht ganz ungeschädigt bleiben, so das Drücken auf die Schnittfläche, um auf vordringenden Schaum oder den Inhalt der Bronchien zu untersuchen. Trotzdem erscheint mir gerade gegenüber der Häufung solcher Manipulationen Anlaß gegeben, die Notwendigkeit und Bedeutung der histologischen Untersuchung noch mehr als bisher zu betonen; denn ich glaube, daß die Schwierigkeiten bei der histologischen Untersuchung bei kritischer Beurteilung nicht größer sind, als die Fehlerquellen bei dieser makroskopischen Methode zur Untersuchung auf geringe zentrale Beatmung; denn es wird eben doch schwierig sein, in solchen Fällen, in denen man nur durch Druck etwas Luft unter die Pleura gebracht hat, in seinem Gutachten die Behauptung auf den Eid zu nehmen, daß das Kind gelebt habe. Ganz abgesehen davon, daß außer fehlerhafter Technik diese nur zentral vorhandene Luft ebenso wie die etwa in den Hauptbronchien vorhandene Luft erst postmortel durch Bewegungen mit der kindlichen Leiche hineingelangt sein kann, bei denen die Lungen mehr oder weniger gelüftet wurden. Bei nichtgerichtlichen Fällen ist dieser Vorgang einwandfrei bewiesen (Meixner u. a.), insbesondere durch Untersuchung der Lungen von Früchten, die in den Eihäuten geboren wurden. Ob bei Kindsmordfällen so etwas vorkommt, ist wohl nicht sicher zu entscheiden.

Ich will nach Anführung sämtlicher Methoden, die den Zweck haben, stattgehabtes Leben festzustellen, noch eine zusammenfassende Kritik bringen. Jedenfalls sei aber schon soviel hier gesagt, daß es auch auf diesem Teilgebiet kaum möglich ist, auf Grund eines einzelnen Befundes so entscheidende Schlüsse zu ziehen, welche die Freiheit und Ehre einer Beschuldigten betreffen können.

Amtliche Vorschriften für die Untersuchung der Lungen.

Die Technik der Untersuchung der Neugeborenenlunge ist in amtlichen Vorschriften neueren und älteren Datums niedergelegt. Der Entwurf der neuen Reichsvorschriften weicht hinsichtlich der Vorschriften für die Neugeborenen-Sektionen nicht wesentlich von den im folgenden gebrachten noch gültigen bayerischen Vorschriften ab; der Entwurf wurde versuchsweise am 1. 4. 41 im Sudetengau in Kraft gesetzt. Vorschläge zur Änderung dieses Entwurfes können bis auf Weiteres noch vorgebracht werden.

§ 31: Weiter ist festzustellen, ob das Kind in oder nach der Geburt geatmet hat. Deshalb ist die weitere Leichenöffnung in folgender Weise vorzunehmen:

1. Der Hautschnitt muß sich oberhalb des Nabels spitzwinkelig teilen, jeder Schnitt wird von der Gabelung ab bis zur Mitte des Leistenbandes heruntergeführt. Bei der Eröffnung der Bauchhöhle wird zunächst die Nabelvene zwischen Leber und Nabelring innerhalb der Bauchhöhle doppelt unterbunden und durchschnitten, sodann erfolgt die weitere Durchtrennung der Bauchdecken entsprechend dem gegabelten Hautschnitt; der dabei entstehende dreieckige Hautmuskellappen wird nach unten über die Schamfuge heruntergeklappt. Dann wird der innere Nabelring untersucht (Blutaustritte!) und die Nabelschlagadern auf ihren Inhalt geprüft. Darauf ist der Stand des Zwerchfells zu ermitteln. Bei der allgemeinen Besichtigung der Bauchorgane ist sofort festzustellen, ob der Magen und der Dünndarm (letzterer in welchem Umfang) mit Luft gefüllt ist.

2. Nach Freilegung der Halsweichteile (Würgespuren, Muskelblutungen) ist vor Auslösung des Brustbeines die Luftröhre in der Drosselgrube einfach, aber fest zu unterbinden.

3. Danach ist erst die Brusthöhle zu eröffnen, die Lagerung der Brusteingeweide, besonders die Ausdehnung der Lungen (letztere namentlich in Beziehung zum Herzbeutel und zur inneren Brustdrüse), deren scharfe Ränder, Oberfläche (Blutungen) und Konsistenz anzugeben, sowie der etwaige Inhalt der Brustfellsäcke zu bestimmen.

4. Die innere Brustdrüse ist vom Herzbeutel vorsichtig abzupräparieren (allenfalls zu wiegen), alsdann der Herzbeutel zu öffnen, sein Inhalt festzustellen, die Größe und äußere Beschaffenheit des Herzens (Blutaustritte!) zu untersuchen, sowie durch Betastung die Füllung der Vorhöfe zu prüfen.

5. Der Herzbeutel wird mit der Schere vom Zwerchfell abgetrennt, die untere Hohlvene quer durchschnitten und der in ihr wie in dem Vorhof vorhandene Inhalt (flüssiges oder geronnenes Blut) bestimmt. Dann wird die Speiseröhre dicht oberhalb des Zwerchfelldurchtrittes mit einer Pinzette stumpf freigelegt, fest unterbunden und darüber quer durchtrennt. Zum Schlusse wird noch die Brustschlagader dicht am Zwerchfelldurchtritt quer durchschnitten und ihr Inhalt bestimmt.

6. Der Hautlängsschnitt wird vom Kinn bis in die Lippe hinein verlängert, der Unterkiefer in der Mitte mit der Knochenschere gespalten und nunmehr vorsichtig beiderseits der muskulöse Mundboden vom Unterkieferrand abgelöst, wobei gleichzeitig auch die Ansatzstellen der Halsmuskulatur abgelöst werden. Durch Auseinanderspreizen der beiden Unterkieferhälften und durch gleichzeitiges Herunterziehen der Zunge, die man nur mit einer Hackenpinzette am Zungenbändchen fassen soll, gewinnt man alsdann den gerade bei Neugeborenen so außerordentlich wichtigen weiten Einblick in die Mund- und Rachenhöhle, um auf Verletzungsspuren und auf Fremdkörper zu fahnden.

Sodann folgen:

7. Die Ablösung der Rachenorgane, des Kehlkopfes, samt Nachbarorganen von der Wirbelsäule bis hinunter zur Drosselgrube, wobei ganz besonders auf Blutaustritte in den Weichteilen an der Vorder- und Rückfläche der Halsorgane zu achten ist;

8. die Herausnahme der Hals- und Brustorgane im Zusammenhang unter vorsichtiger Ablösung von der Brustwirbelsäule mit Schere oder Messer;

9. die Lagerung der Brustorgane auf eine flache Unterlage, das Herz nach unten, die Speiseröhre nach oben, die Zungenspitze zum Sekanten gerichtet, die Untersuchung des Rachens (Verletzung durch Fingereinbohren, Fremdkörper!), sowie der ganzen Speiseröhre, dagegen des Kehlkopfes (Fremdkörper!) nur bis zur Unterbindungsstelle der Luftröhre; Sektion der Schilddrüse;

10. die Umlagerung der Brustorgane: Herz nach oben, Speiseröhre nach unten, Herzspitze zum Sekanten gerichtet;

11. die Sektion des Herzens: Querschnitt, Eröffnung der Lungenschlagader, aber nur bis zum Abgang des Botallschen Ganges, dreizipfelige Klappe, rechter Vorhof, linker Vorhof — eirundes Loch! —, zweizipfelige Klappe, Eröffnung der Brustschlagader, endlich des Schlagaderbogens und des absteigenden Stückes in einem Scherenschnitt (die Sektionsschnitte werden mit der Kinderdarmschere vorgenommen), zuletzt Eröffnung des Botallischen Ganges (Inhalt!);

12. die Lungenschwimmprobe: Einbringen der ganzen Brustorgane[1] samt den Halsorganen in ein höheres, mit Wasser gefülltes Gefäß von mindestens 15 cm Durchmesser, Feststellung der Schwimmfähigkeit (Möglichkeiten: die ganzen Brustorgane schwimmen oder die Lungen zeigen beide oder in einzelnen Teilen einen deutlichen Auftrieb, oder aber die Brustorgane sinken dabei langsam zu Boden, oder die ganzen Brustorgane sinken ohne jeden Auftrieb zu Boden);

13. die zweite Umlagerung der Brustorgane, Herz nach unten, Speiseröhre nach oben, die Zungenspitze zum Sekanten gerichtet, Trennung des Unterbindungsfadens und Eröffnung der Luftröhre (Inhalt: Fremdkörper, Kindspech? usw.) und der Luftröhrenäste bis hinein in die Lungenlappen;

14. die weitere Sektion der Lungen: Besichtigung des Lungenfells (Blutaustritte!), ferner

[1] Diese Untersuchung könnte auch schon nach Untersuchung des Mund- und Rachenraumes und des Kehlkopfes — also vor der Herzsektion — vorgenommen werden.

der Außenfläche auf Beatmungsstellen (helle Marmorierungen), auf Umfang der Beatmung, d. h. der Entfaltung derLungenbläschen (Lupenkontrolle!),Einschnitt in die einzelnenLappen, Befund der Schnittflächen, unter Umständen Schwimmproben einzelner herausgeschnittener Stückchen, wenn die Brustorgane bei der Schwimmprobe untergegangen waren; bei Verdacht auf Einlagerungen fremder Bestandteile (Kindspech, Abortjauche, Kehrichtstaub usw.) sind größere Stücke der einzelnen Lappen zur mikroskopischen Untersuchung in Formalinlösung einzulegen; das gleiche gilt, wenn einzelne Lungenteile durch krankhafte Veränderungen luftleer scheinen;

15. bei negativem oder zweifelhaftem Ergebnis der Lungenprobe muß die Magen-Darm-Schwimmprobe ergänzend herangezogen werden. Zu diesem Zweck wird der am Magenmund unterbundene Magen mit dem ganzen Dünndarm herausgenommen (nach Unterbindung und Abtrennung von dem Blinddarm) und auf Wasser gelegt, um festzustellen, ob und welche Teile lufthaltig sind. Ist nur der Magen schwimmfähig, so wird unter Wasser an der Auftriebstelle mit der Schere eine kleine Öffnung gemacht, um die Luft (Geruch!) austreten zu lassen, ohne daß Wasser in den Magen fließt.

Die Untersuchung auf Beatmung fällt naturgemäß in ihren Einzelheiten etwas verschieden aus, je nachdem der Untersucher über große Übung verfügt oder nicht. So ist es zu erklären, daß HABERDA seinerzeit empfahl, die Lungenschwimmprobe völlig in den amtlichen Vorschriften wegfallen zu lassen. Wir können uns diesem Vorschlag nicht anschließen (vgl. H. MERKEL), denn es wird weder jetzt, noch in späteren Zeiten ausgeschlossen sein, daß auch weniger Geübte sich mit der Frage der Beatmung zu befassen haben und trotz aller Einwände gegen die Lungenschwimmprobe hat sie doch so große Vorzüge, auch hinsichtlich der Einfachheit ihrer Anstellung, daß sie für den weniger Geübten einen gewissen Ersatz für die verfeinerten Methoden des Fachmanns bietet. Dabei ist natürlich vorauszusetzen, daß der banalste Einwand, daß es sich nämlich um eine Schwimmfähigkeit infolge von Entwicklung von Fäulnisgas handelt, jedem Untersucher bekannt ist, ebenso die Tatsache, daß die Luftleere der Lunge noch nicht beweist, daß das Kind nach der Geburt nicht doch gelebt haben könnte, ja nicht einmal bloß „nicht geatmet hat“ (s. oben). Die Schwierigkeiten beginnen dann, wenn geringe Lungenteile nur geringen Auftrieb zeigen, und wenn ein gewisser Grad von Fäulnis eingetreten ist. Wenn Fäulnisblasen von erheblicher Größe vorhanden sind, wie in den meisten Fällen von Fäulnis, dann ist die Unterscheidung im allgemeinen nicht schwierig, obwohl hierbei unter Umständen manchmal an traumatische Emphysemblasen zu denken wäre.

Sind dagegen zahlreiche kleine und kleinste Bläschen durch Fäulnis entstanden, wie ich das sowohl bei einzelnen praktischen Fällen wie bei eigenen Experimenten in einem gewissen, allerdings vorübergehenden Stadium gesehen habe, so können die Schwierigkeiten schon viel größere sein, und wir müssen uns doch darüber klar sein, daß in gerichtlichen Fällen, wenn wir das Gelebthaben mit Sicherheit behaupten wollen, jeder Zweifel ausgeschlossen sein muß. Diese Totalität sicherer Beweisführung muß uns auf dem Gebiet der Feststellung der Beatmung besonders vorsichtig machen. So kann es uns auch nicht wundern, daß so zahlreiche Forscher aus vielen Ländern, die ihren Scharfsinn an die Erforschung der Neugeborenenlunge gewendet haben, immer wieder einen etwas anderen Standpunkt eingenommen haben, so daß es tatsächlich schwierig ist, zu einem Gesamtüberblick und zu einer festen Meinung zu kommen. Es muß schon hier betont werden, daß die rein deskriptive pathologische Anatomie in der gerichtlichen Medizin praktisch nur beschränkte Bedeutung besitzt: wir kommen im Ernstfall bei der

Beurteilung eines fraglichen Verbrechens vor Gericht niemals um die Notwendigkeit herum, den gesamten Tatsachenkomplex zur Unterlage unserer gutachtlichen Äußerungen zu machen. Darin liegt die größte Schwierigkeit der Darstellung des Gebietes, die immer wieder vom Morphologischen zum Physiologischen, zum Psychologischen, zu den Ermittlungen, zu den Zeugenaussagen, zur Milieuschilderung übergehen muß. Dadurch macht die Darstellung für manchen Voreingenommenen, der nur die Morphologie oder die Chemie oder Physik als echte Wissenschaft gelten lassen will, den Eindruck, als ob hier keine Wissenschaft im engeren Sinne vorläge. Es ist angewandte Wissenschaft, die aber zu ähnlichen Methoden der Forschung führen muß, wie sie in zahlreichen sich in ihr berührenden Sondergebieten üblich sind. Gerade diese Erkenntnis hat gelehrt, daß die Darstellung der Forschungsergebnisse trotz ihrer „zusammengesetzten" Art doch schließlich wieder eine geordnete sein muß; denn eine einigermaßen erschöpfende Darstellung der Morphologie der Neugeborenenlunge allein mag zwar für die Zwecke der Anatomie und der pathologischen Anatomie genügen, den Anforderungen der gerichtlichen Medizin aber kann sie durchaus nicht genügen, wenngleich von ihr gefordert werden muß, daß die morphologische Erkenntnis so weit wie möglich getrieben wird.

Ausgehend von der Beobachtung, daß beatmete Lungen im allgemeinen leichter und schneller faulen und zu Gasbildung in ihrem Gewebe führen können, ist man in den Schlußfolgerungen zeitweise zu weit gegangen. Man hat gemeint, aus der Tatsache, daß manchmal nur in den Lungen Neugeborener Fäulnisgas vorhanden ist und in keinem anderen Organ sonst, schließen zu dürfen, daß die Lungen beatmet sein *müßten*, weil sonst die Keime, die zu dieser isolierten Fäulnisgasbildung in der Lunge geführt haben, in dieser nicht vorhanden gewesen sein könnten. Diesen extremen Standpunkt hat man wieder verlassen, selbst wenn zuzugeben ist, daß für manche Fälle diese Schlußfolgerung ihre Berechtigung hat. Jedenfalls eine isolierte Gasfäulnis sonst luftleerer Lungen kommt sicher nur ganz ausnahmsweise vor.

Die meisten Schwierigkeiten bereiten der makroskopischen Diagnostik die Fälle, in denen zu der Luftbeatmung Fäulnisgasbildung kommt, sei es, daß völlig entfaltete Lungen Gasbildung zeigen oder nur unvollkommen entfaltete. Der Erfahrene wird es gelegentlich wagen können, an ein und derselben Lunge die beiden Vorgänge zu unterscheiden; insbesondere wenn er bei gleichmäßiger Entfaltung eines ganzen Lappens oder einer ganzen Lunge der einen Seite neben Fäulnisblasen die stattgehabte Beatmung als einwandfrei nachgewiesen erachten kann. Aber in Wirklichkeit liegen die Fälle meist schwieriger. Kompliziert kann die Deutung auch noch weiterhin werden durch die Möglichkeit des Vorkommens eines interstitiellen Emphysems bei gewaltsamer Erstickung. Anscheinend durch Luft entfaltete Teile gehen — auch histologisch — unmerklich in Gebiete über, in denen die sonst gleichmäßig großen Alveolen entweder alle miteinander oder vereinzelt größer werden, so daß schon Zweifel auftauchen können, ob alveolares Emphysem oder Erweiterung von Alveolen durch zusätzliche Gasbildung vorliegt. Im allgemeinen wird man annehmen dürfen, daß durch die Fäulnis gerade nicht in erster Linie *Alveolen* noch mehr erweitert werden, sondern in den *Interstitien*, im festen Lungengewebe selbst Gasblasen neu entstehen. Schon hierbei muß an den von manchen Forschern vorgebrachten, sicher nicht unberechtigten

Einwand gedacht werden, daß der Überdruck sich entwickelnder Fäulnisgasblasen dazu führen kann, daß benachbarte Teile des Lungengewebes, die durch Luft entfaltet waren, eine sekundäre Kompressionsatelektase erleiden (WEIMANN). Wenn wir in den Umkreis unserer Überlegungen an dieser Stelle auch noch die Bronchien verschiedener Ordnung einbeziehen, so sind wir an die Grenzen makroskopischer Diagnostik gelangt.

So sehen wir reichlich Schwierigkeiten der Deutung, wie ja auch gar nicht anders zu erwarten ist; denn die Fäulnis leitet ja die mehr oder weniger vollständige strukturelle Zerstörung des Gewebes ein, und wir können ja auch bei den „Schaumorganen", wie sie bei Gasbrand, aber auch bei Gasfäulnis an Leber, Nieren usw. entstehen, die ursprüngliche Struktur des Gewebes kaum noch ahnen. Wir dürfen deshalb auch nicht Unmögliches verlangen, und gerade der erfahrene Gutachter wird sich bei stärkerer Gasfäulnis der Lunge in seinem Urteil sehr zurückhalten und nicht selten ein „non liquet" aussprechen; denn naturgemäß sind die Bilder, die durch die verschiedenen Vorgänge, wie die verschiedene Intensität der Entfaltung, das Vorhandensein primärer und sekundärer Atelektasen, so reichhaltig und verschieden, daß selbst derjenige, der experimentell mit Neugeborenenlungen und Fäulniswirkung arbeitet, selber immer wieder etwas verschiedene Bilder, je nach dem Stadium der Untersuchung, gewinnt. Daß auch die elastischen Fasern (vgl. S. 25), selbst wenn sie durch vollständige Luftentfaltung regelmäßig gespannt wurden (OTTOLENGHI, FÖRSTER u. A.), durch die Druckverhältnisse infolge der Entwicklung von Fäulnisgas in ihrem Verlauf beeinflußt werden können, so daß sie nicht unbedingt immer als gespannt zu erkennen sind, wird man nicht in Abrede stellen können (MEIXNER u. A.). Der völlig ablehnende Standpunkt WEIMANNS, der von der Bedeutung der elastischen Fasern für die Frage der Beatmung gar nichts hält, scheint mir nicht ganz gerechtfertigt.

Eine andere Wirkung der Fäulnis bezieht sich auf die Vernichtung des Epithels, sowohl der Bronchien wie der Alveolen. Die Erkennung der Bronchien im mikroskopischen Bild ist natürlich auch dann möglich, wenn das Epithel zugrunde gegangen ist. Bekanntlich sind die glatten Muskelfasern beim Neugeborenen schon verhältnismäßig stark entwickelt, besonders auch um die Bronchien herum, und außerdem erkennen wir die größeren Bronchien an den Knorpelspangen. Immerhin ist die Erkennung natürlich erschwert, wenn die Schleimhaut gar kein Epithel mehr zeigt. Auch an den Alveolen geht das Epithel verhältnismäßig frühzeitig verloren, es löst sich ab, und man sieht im Lumen der Alveolen zunächst noch einigermaßen erhaltene Zellschollen, später aber einen ziemlich undefinierbaren Detritus, während die Gestalt der Alveolen mit ihren färberisch darstellbaren elastischen Fasern viel länger erhalten sein kann. In späteren Stadien der Fäulnis kann man die Lungen von Kindern, die nachweislich gelebt haben, sehr voluminös infolge der zusätzlichen Gasbildung treffen, wobei aber das Lungengewebe dann stellenweise durch größere Gasblasen schon völlig zerstört erscheint, es kommt nach diesem Stadium dann offenbar durch Entweichen von Luft und Gas wieder ein mehr oder weniger starker Kollapszustand, wobei die Lungenoberfläche ein höckeriges Aussehen infolge der noch nicht geplatzten Gasblasen aufweisen kann, bis die Lunge schließlich ein luftleeres, schmieriges „Gewebe" darstellt.

„Ein geübter Gutachter wird eher eine tatsächliche Luftbeatmung nicht sicher erkennen, als daß er luftleer gewesene Lungen wegen Gasfäulnis für beatmet hielte. Luftleere Lungen aber in einer faulen Leiche kann man sicher als unbeatmet bezeichnen" (HABERDA).

Mikroskopische Lungenuntersuchung zum Nachweis stattgehabter Atmung.

Man hat von einer mikroskopischen Lungenprobe gesprochen im Gegensatz oder als Ergänzung zu der makroskopischen und insbesondere zu der hydrostatischen (Lungenschwimmprobe). Hier kommen wir an ein Gebiet, auf dem es leicht immer wieder zu Konflikten der zwei Gruppen von Sachverständigen kommen kann. Nämlich zwischen den praktischen Gerichtsärzten und besonders anderen Amtsärzten einerseits und den Gerichtsmedizinern und pathologischen Anatomen der Universitäten andererseits. In jedem gerichtsärztlichen Institut gehört es zur selbstverständlichen Gewohnheit, jede Neugeborenenlunge an möglichst vielen Stellen mikroskopisch zu untersuchen. Dieses Streben ist das gleiche wie das in den Prosekturen hinsichtlich aller Organe von allen Sektionen, ein Streben, das nur durch die Begrenzung eingeengt wird, die durch die vorhandenen Arbeitskräfte und Mittel gezogen wird. Doch muß man immerhin sagen, daß die Regelmäßigkeit mikroskopischer Untersuchung der Neugeborenenlungen um deswillen doch viel wichtiger erscheint als die mikroskopische Untersuchung eines jeden inneren Organes von jeder Erwachsenenleiche, weil doch für die spezifisch gerichtsärztlichen Fragen die vollständige morphologische Erfassung der Lungen des Neugeborenen von ungleich größerer Bedeutung ist als etwa die mikroskopische Untersuchung der Organe von jedem verstorbenen Erwachsenen. Das bemerke ich deshalb, weil gelegentlich der Einwand zu hören ist, daß die wissenschaftlichen Institute lediglich zu Forschungszwecken alle Neugeborenenlungen untersuchen würden. Die in vielen morphologischen Instituten allein schon aus statistischen Gründen durchgeführte Gewohnheit, womöglich alle Leichenorgane auch histologisch zu untersuchen, reicht aber zur Begründung auf unserem Gebiet nicht aus. Es ist vielmehr die erheblich größere Spanne der Ergebnisse der makroskopischen im Gegensatz zur mikroskopischen Diagnostik, die gerade bei der Neugeborenenlunge im Gegensatz zu beliebigen inneren Organen eines verstorbenen Erwachsenen bestehen. Ich will damit sagen: Wenn ein Erwachsener an einer Apoplexie rasch verstorben ist, und es bietet die makroskopische Untersuchung seiner Leber keine nennenswerten Abweichungen von einer gewissen Norm, so kann man mit erheblich größerer Wahrscheinlichkeit voraussagen, daß die mikroskopische Untersuchung der Leber dabei keine größeren Überraschungen bringen wird. Das ist bei den Neugeborenenlungen doch wesentlich anders. Wenn wir z. B. auch makroskopisch keine Anhaltspunkte für die Aspiration von Fremdkörpern irgendwelcher Art in die Lunge des Neugeborenen haben, so erleben wir es doch immer wieder, daß durch die mikroskopische Untersuchung solche Fremdkörper nachgewiesen werden, sei es nun Meconiumkörperchen oder Algen aus Schmutzwasser oder anderes. Der Unterschied ist aber in einem solchen Fall zwischen negativem Ergebnis der makroskopischen und positivem der mikroskopischen Untersuchung offensichtlich gar nicht größer zu denken; während es jedenfalls für die Frage der Todesursache von recht untergeordneter Bedeutung ist, ob die mikroskopische Untersuchung der Leber eines verstorbenen Apoplektikers nun etwas mehr oder weniger Pigment oder Anzeichen eines allerersten Beginnes von Cirrhose oder irgendeiner leichteren Form von Stauung darbietet. Wegen dieser geradezu zentralen Bedeutung der erschöpfenden Erforschung der Neugeborenenlunge und der doch wesentlich engeren Grenzen der makroskopischen Diagnostik ist es erklärlich, daß die wissenschaftlichen Vertreter der gerichtlichen Medizin die mikroskopische Durchforschung der Neugeborenenlunge in allen Fällen fordern, wobei natürlich in erster Linie an die Fälle gedacht ist, in denen ein Kindsmord im strafgesetzlichen Sinne in Frage kommt. Es wäre m. E. eine ganz grobe Abweichung von unerläßlichen Forderungen der Wissenschaft, wenn wir gerade in diesen Fällen, in denen so viel für die verdächtigte Kindsmutter auf dem Spiele steht, von einer ohne weiteres durchführbaren Untersuchungsmethode Abstand nehmen würden. Dieser Forderung der Wissenschaft ist auch seitens der Behörden immer mehr Rechnung getragen worden, und das muß hier mit aller Eindeutigkeit gesagt werden: daß in den künftigen Reichsvorschriften gefordert wird, daß in allen gerichtlichen Fällen die Lunge des Neugeborenen nachträglich mikroskopisch zu untersuchen ist; sonst kommt man ja zu dem absurden Ergebnis, daß diejenigen Sachverständigen, die schon die makroskopische Diagnostik durch ihre Spezialschulung und ausgedehnte praktische Erfahrung eher noch besser beherrschen als die praktischen Vertreter, in allen Fällen trotzdem noch die mikroskopische Diagnostik durchführen, während in der Praxis draußen, wo eben doch manchmal die makroskopische Diagnostik weniger beherrscht wird, auch dazu noch diese zusätzliche und ergänzende und in nicht wenigen Fällen besonders erfolgreiche histologische Diagnostik versäumt wird. In mehr als einem Fall ist von „gerichtsärztlichem Kunstfehler“ die Rede gewesen, wenn die histologische Untersuchung der Neugeborenenlunge verabsäumt wurde. Ein Kunstfehler durch Unterlassung einer solchen Untersuchung liegt natürlich unter allen Umständen vor, wenn die histologische Lungenuntersuchung in einem Fall unterlassen wird, in dem das Kind in die Abortanlage hineingeboren wurde und in dem die sezierenden Ärzte bei der makroskopischen Diagnostik Zeichen von Aspiration von Fremdkörpern nicht bemerken konnten. Aber ich möchte auf Grund ausgedehnter Erfahrung weitergehen und fordern, daß es in jedem Kindsmordfall unausweichliche Pflicht der Sachverständigen ist, die Lungen einer histologischen Untersuchung zuzuführen, ganz gleich, welches die Ergebnisse ihrer makroskopischen Diagnostik waren. Nur auf diese Weise — und das wird mir jeder erfahrene Sachverständige bestätigen — kann man alle vor Gericht auftauchenden Fragen soweit wie irgend möglich beantworten. Denn die Eigenart des Gerichtsverfahrens bedingt es, daß die Verteidigung die erschöpfende Heranziehung aller Untersuchungsmethoden verlangen kann; die verneinende Frage des Sachverständigen auf die Frage, ob er die Lungen auch mikroskopisch untersucht habe, kann genau so zur Ergebnislosigkeit eines Verfahrens führen wie die nicht seltene Frage der Verteidigung bei gewaltsamen Todesfällen Erwachsener, ob denn wirklich keine Sektion stattgefunden habe. Vom Standpunkt der Verteidigung aus erscheint diese Forderung auch durchaus berechtigt. Wenn auf strittigen Gebieten durch zusätzliche fachwissenschaftliche Untersuchungen auch nur gelegentlich zusätzliche Erfolge erzielt werden können, so kann verlangt werden, daß generell diese Untersuchungen durchgeführt werden. Auf anderen Gebieten ist das zur Selbstverständlichkeit geworden, besonders auf solchen, bei denen von einer derartigen Untersuchung gegebenenfalls die ganze Rechtsprechung abhängen kann. Ich denke hierbei an die Blutgruppenbestimmung und die Blutalkoholuntersuchung. Ein genereller Unterschied der verschiedenen Gebiete besteht bei unserer Betrachtungsweise jedenfalls nicht; denn für die Frage der Schuld oder Unschuld einer des Kindesmordes Beschuldigten oder Angeklagten ist die einwandfreie Feststellung der Todesursache von genau derselben fundamentalen Bedeutung wie die einwandfreie Ausschließung der Vaterschaft eines als Erzeuger in Anspruch genommenen Mannes im Alimentationsverfahren.

In einem Referat, welches im Auftrag der Deutschen Gesellschaft für gerichtliche Medizin und Kriminalistik der ordentliche Professor der Universität Marburg, Dr. A. FÖRSTER[1], auf der 28. Tagung der genannten Gesellschaft in Bad Ischl im Frühjahr 1939 über „die gerichtsärztlichen und kriminalistischen Gesichtspunkte bei der Untersuchung der Kindstötung" gehalten hat, hat er folgenden Satz geprägt:

„... alles in allem ist die histologische Lungenprobe eine wertvolle Ergänzung der üblichen Lebensproben. *Sie muß unbedingt nach jeder Neugeborenenobduktion angeschlossen werden*; denn in vielen Fällen ist man erstaunt, auf welche Befunde man stößt."

Das mikroskopische Bild der anektatischen Neugeborenenlunge ist das einer azinösen Drüse, besonders bei nicht ganz ausgetragenem Kind (LÖSCHKE). Beim reifenden Kind wird das Bild der Drüse allmählich anders, wegen der Entwicklung der Blutcapillaren, die sich von allen Seiten mit ihren Schlingen in die nicht entfalteten Alveolen vorwölben, in deren Lumen sie sich manchmal allseitig berühren. Allerdings findet man bei zahlreichen Neugeborenen die Alveolen da und dort etwas entfaltet, zwar nicht durch Luft, aber durch Fruchtwasser, dessen Bestandteile sich bei entsprechender Färbung meist leicht nachweisen lassen, während die Flüssigkeit selbst im mikroskopischen Bild meist nicht ohne weiteres sichtbar ist, da sie wegen des geringen Eiweißgehaltes der Amnionflüssigkeit durch Formol im allgemeinen nicht gefällt wird (s. oben). Man sieht Flüssigkeit nur bei stärkerem Eiweißgehalt (Ödem), dann färbt sie sich mit sauren Farbstoffen, wie Eosin, schwach rosa. Zu beachten ist die Form des respiratorischen Epithels, welches bei der anektatischen Lunge einen kubischen Charakter trägt, während es erst durch die Ausdehnung der Lunge bei der Atmung abgeplattet wird. Bei der sekundären Atelektase scheint übrigens dieses Alveolarepithel seine ursprünglich kubische Gestalt zunächst nicht wieder anzunehmen. Bei länger bestehender Kollapsatelektase der Lungen kommen solche Erscheinungen wohl vor, besonders bei Erwachsenen. Die Form der Bronchien, besonders bei Querschnitten, wird nicht ganz einheitlich beurteilt; im allgemeinen haben die Untersucher gefunden, daß die Schleimhaut der Bronchien in girlandenartige Falten gelegt erscheint, wenn die Lungen noch nicht beatmet sind (NIPPE u. A.). LÖSCHKE dagegen meint, daß die Bronchien auch bei mangelnder Beatmung der Lunge entfaltet seien, sie enthielten Fruchtwasser mit allen dessen Beimengungen. Diese letztere Feststellung wird aber nicht von allen Untersuchern anerkannt; ich habe jedenfalls auch sehr viele Lungen von totgeborenen Kindern gesehen, bei denen keine Fruchtwasserbestandteile in den Bronchien zu finden waren, und bei denen auch im Querschnitt eine Entfaltung nicht zu erkennen war; andererseits aber auch

[1] FÖRSTER: Dtsch. Z. gerichtl. Med. **32**, 299.

nicht entfaltete Schleimhaut und in dem kleinen Lumen trotzdem Fruchtwasserbestandteile. Voraussetzung für diese Beurteilung ist freilich, daß man eine sorgfältige Technik mit Einbettung der Schnitte in Paraffin, ja womöglich in Celloidin vorgenommen hat. Es empfiehlt sich weiterhin, um ein gutes Übersichtsbild zu bekommen, womöglich die Schnitte durch ganze Lungenlappen, ja durch die ganze Lunge einer Seite zu führen, was durch Benützung des großen Kristellerschen Mikrotomtisches möglich ist. Allerdings handelt es sich dabei um Tische für Gefriermikrotome. Bei Paraffin- und bei Celloidinschnitten ist die Anfertigung von Schnitten einer ganzen Lunge noch erheblich schwieriger und umständlicher.

Die durch Luft entfalteten Lungen zeigen im mikroskopischen Bild dabei ein ganz spezifisches Aussehen; die zahlreichen, meist rundlichen Hohlräume der Alveolen von verschiedener Größe, weil in verschiedenen Segmenten getroffen, die entfalteten Bronchien auf dem Querschnitt rundlich, mit Ausgleichung der Falten ihrer Schleimhaut; das respiratorische Epithel abgeflacht, die Capillaren weniger ins Lumen vorspringend als bei der Anektasie und von verschiedenem Füllungszustand. Die elastischen Fasern in Bogenform, gespannt, um die Alveolen herum verlaufend. An den Bronchien, auf deren Bedeutung hinsichtlich der Frage der Beatmung besonders NIPPE hingewiesen hat, ergeben sich folgende Bilder:

Die nicht entfalteten Bronchien und Bronchiolen zeigen eine ausgesprochene Girlandenform der Schleimhaut, besonders des Epithelbelages. Die einzelnen Girlanden wölben sich so stark in das Lumen vor, daß in ihrer Mitte nur ein verhältnismäßig kleiner Raum übrigbleibt. Die Substantia propria der Schleimhaut wölbt sich in Form von einzelnen Polstern oder Höckern unter dem Epithel in das Lumen vor. Eine gewisse besondere Bedeutung scheint mir nun außerdem das Verhalten der glatten Muskulatur der Bronchien und Bronchiolen zu besitzen, insofern, als bei nicht entfalteten Bronchien die glatten Muskelfasern nicht etwa in Ringform mit langen, gestreckten dünnen Kernen und Fasern als eine Art konzentrischer Ring parallel der Oberfläche der Schleimhaut um das Lumen herum verlaufen wie beim entfalteten Bronchus, sondern die glatte Muskulatur liegt in eigentümlichen kurzen und wesentlich dickeren Bündeln unter den jeweiligen Polstern der Schleimhaut, die sich in das Lumen vorwölben. Auch die Richtung der glatten Muskelfasern ist mehr radiär gestellt als parallel bzw. konzentrisch zu dem gesamten Verlauf der Schleimhaut. Auch sind die Kerne jedenfalls nicht selten wesentlich dicker und verlaufen zum Teil etwas mehr gebogen oder hakenförmig, während sie am entfalteten Bronchus mehr langgestreckt und schmal erscheinen. Eine gewisse Bedeutung hat die Erhebung der jeweils vorliegenden Befunde an der glatten Muskulatur besonders dann, wenn der Epithelbesatz verlorengegangen ist, wie das durch Autolyse und Fäulnis sowie die mechanischen Manipulationen mit den Lungen bei und nach der Sektion vorkommt. Die Befunde können dann eine wünschenswerte Ergänzung der Befunde an den Resten der Schleimhaut zur Beurteilung der Frage der Beatmung bilden. Doch gehört naturgemäß eine beträchtliche Übung dazu, um den Zustand der Muskulatur zu erkennen, und es sind freilich nur die ausgesprochenen extremen Befunde zu verwerten, die auch nur dann zu erwarten sind, wenn Bronchiallumina genau im senkrechten Querschnitte getroffen sind.

Von besonderer Wichtigkeit in diagnostischer Hinsicht ist das Verhalten der elastischen Fasern, darauf haben schon TAMASSIA und späterhin OTTOLENGHI hingewiesen. Bei der anektatischen Lunge nämlich verlaufen die feinen elastischen Fasergespinste in eigenartig gewellter Form um die nicht entfalteten Alveolen herum. Man kann dieses Verhalten der elastischen Fasern der Alveolen etwa von der Mitte der Schwangerschaft an einwandfrei feststellen (STÄMMLER). Hinsichtlich der Entwicklung der elastischen Fasern in der Fetallunge hat TEUFFEL (vgl. oben) festgestellt, daß die Bildung des elastischen Gewebes in den Arterien und Venen im 3. Monat beginnt, diese Bildung im 4. Monat auf die Bronchien übergreift und im 6. Monat schon an Bronchiolen und einzelnen Alveolen zu erkennen ist. Am Ende des 10. Monats ist die Fetalentwicklung abgeschlossen, doch findet man nicht immer alle Alveolen schon ganz von Fasern umschlossen. Die genannten Autoren und späterhin viele andere, insbesondere FÖRSTER, haben darauf hingewiesen, daß im Gegensatz dazu die elastischen Fasern nach stattgehabter Beatmung einen gestreckten, etwa bogenförmigen Verlauf um die Alveolen herum nehmen. Die Frage ist, ob diese beiden gegensätzlichen Zustandsformen immer sicher unterschieden werden können. Zwei Vorgänge sind es, die einer gesonderten Betrachtung bedürfen: 1. das Verhalten dieser Fasern bei der faulenden nichtbeatmeten Lunge und 2. ihr Verhalten bei mehr oder weniger hochgradiger Fruchtwasseraspiration.

Was die Lokalisation und die Wirkung der Gasblasen bei Fäulnis betrifft, so kann in Übereinstimmung mit den genannten Autoren festgestellt werden, daß diese Gasblasen wahllos im Gewebe entstehen, daß sie insbesondere keineswegs in den präformierten Räumen, welche die anektatischen Alveolen darstellen, sich entwickeln (s. oben), während dies bei beatmeten Lungen doch offenbar etwas mehr der Fall ist, vermutlich weil jedenfalls in manchen dieser Fälle einzelne Keime in die respiratorischen Bronchioli und in die Alveolargänge oder in die Alveolen selbst gelangt sind. Dadurch, daß die Gasblasen wahllos im eigentlichen bindegewebigen Lungengewebe, also gerade auch in den Septen selber entstehen, wird bewirkt, daß die elastischen Fasern keineswegs irgendwie gesetzmäßig gestreckt werden, sondern daß ihr Verlauf zwar auch nicht unbeeinflußt bleibt, daß aber die wellige Form doch mehr oder weniger sich erhält. Andere Forscher (SCHÖNBERG u. a.) freilich sind der Meinung, daß man eben doch gelegentlich gewisse Übergangsbilder feststellen müßte; immerhin läßt sich in der Mehrzahl der Fälle das geschilderte Verhalten bestätigen. Bemerkenswert ist, daß die elastischen Fasern bekanntlich sich verhältnismäßig lange Zeit auch bei der Fäulnis nachweisen bzw. sich spezifisch färben lassen, auch in der Neugeborenenlunge, worauf Verfasser früher schon in einem anderen Zusammenhang hingewiesen hat. Immerhin sind die Bindegewebsfasern noch dauerhafter gegenüber den Einflüssen der Fäulnis als die elastischen Fasern (WALCHER). In späteren Fäulnisstadien kann man demgemäß zwar noch das alveoläre Gerüst der Lunge strukturell feststellen, nicht mehr aber das Verhalten der elastischen Fasern.

Bei stärkerer *Fruchtwasseraspiration ohne Beatmung* (und ähnlich natürlich bei Ersticken von Neugeborenen in Flüssigkeiten, in die sie direkt hineingeboren wurden) entfernen sich die Alveolenwände auch voneinander, und es entstehen mehr oder weniger große, meist polygonal gestaltete Hohlräume, die jedoch mit den meist mehr rundlich gestalteten Alveolen bei Luftfüllung nur selten zu verwechseln sind. Die Räume sind im allgemeinen auch flächenmäßig kleiner als bei der vollen Luftentfaltung. Immerhin gehört schon eine erhebliche Erfahrung dazu, um das Verhalten der elastischen Fasern bei Anektasie einerseits, bei teilweiser Entfaltung durch Fruchtwasseraspiration andererseits mit einiger Sicherheit regelmäßig zu unterscheiden. Freilich wird ja in der Praxis das Problem meist nicht derartig auf die Spitze getrieben; denn wir ziehen selbstverständlich alle übrigen Gesichtspunkte zur Klärung der entstandenen Fragen heran. Doch ist es unerläßlich, den Beweiswert der rein morphologischen Erscheinungen auch für sich allein einmal festzustellen, und dieser Beweiswert ist, wie ich in Übereinstimmung mit MEIXNER u. a. annehme, doch kein sozusagen hundertprozentiger. Damit soll aber keineswegs die Untersuchung auf elastische Fasern irgendwie als gegenstandslos bezeichnet werden, ganz im Gegenteil, diese Untersuchung ist als integrierender Bestandteil der regelmäßigen histologischen Lungenuntersuchung zu bezeichnen. Ob die Färbbarkeit der elastischen Fasern, welche die Alveolen umspinnen, durch stattgehabte Beatmung beeinflußt wird (BÖHMER), ist nach den Untersuchungen von STÄMMLER als sehr fraglich anzusehen. Nach den Untersuchungen von KORT unter SCHWARZACHER ist die Auffassung zu diskutieren, ob die Färbbarkeit der elastischen Fasern doch weitgehend von der funktionellen Inanspruchnahme, d. h. von der Dehnung dieser Fasern abhängig ist. Jedenfalls kann es sich wohl kaum um qualitative, sondern höchstens um quantitative Unterschiede der Färbbarkeit handeln.

Hitzewirkung an anektatischen Lungen.

Anhangsweise sei hier schon die *Brandwirkung* erwähnt, die bei den nicht so seltenen Verbrennungen und Verbrennungsversuchen von Neugeborenenleichen an den Lungen auftreten kann. Eine *Veränderung anektatischer Lungen* von Totgeburten in dem Sinne, daß, etwa durch Dampfbildung im Gewebe, eine stattgehabte Beatmung vorgetäuscht werden könnte, ist noch nicht beobachtet worden. In erster Linie tritt zunächst bei Hitzewirkung, die beim toten Neugeborenen naturgemäß in erster Linie von der Brustwand her eintritt, eine *Hitzefixierung* ein, durch welche die histologische Gewebseinheit gegenüber nachträglicher Fäulnis verhältnismäßig gut und für lange Zeit konserviert wird. Allerdings greift eine erhebliche Verschiebung des Saftgehaltes Platz, offenbar, weil durch die allmählich näher rückende Hitzewirkung Spannungszustände und Austrocknung auftreten, da ja meist die Hitze mehr von einer Seite als allseitig einwirkt.

Die

Hitzewirkung an luftentfalteten Lungen

ist verschieden, je nachdem es sich um Einatmung von heißen Gasen oder um Brandwirkung von außen her handelt; die letztere betrifft ja fast immer zwecks Verheimlichung der heimlichen Geburt erst das schon tote Kind, und die Hitzewirkung durch Einatmung von heißer Luft ist natürlich auch selten zu beobachten, da der Kindsmord meist in anderer Weise, besonders durch Erstickung, erfolgt und — wie gesagt — erst der Körper des toten Kindes durch Verbrennung beseitigt werden soll. Auf die Einwirkungsspuren aspirierter heißer Luft hat besonders FÖRSTER hingewiesen, er hat allerdings vorwiegend bei Erwachsenen die dabei auftretende büschelförmige Veränderung des Bronchialepithels, die Wirbelform und die lange Ausziehung der einzelnen Zellen beschrieben.

Atelektasen.

Sehr häufig findet man bei der Untersuchung von Neugeborenenlungen teilweise *Atelektasen*; diese können primär oder sekundär entstanden sein. Die Frage, ob das menschliche Neugeborene mit einem oder wenigen Atemzügen seine ganze Lunge zur Entfaltung bringt, ist in Übereinstimmung mit UNGAR und vielen anderen und im Gegensatz zu PEIPER (zitiert bei LÖSCHKE) dahin geklärt, daß ein oder ganz wenige richtige Atemzüge genügen können, um die Lungen völlig zu entfalten. Aber natürlich kann es aus irgendwelchen Gründen auch langsamer gehen. Als Ergänzung zu den anatomischen Befunden hat YLPPÖ auf Grund von Röntgenuntersuchungen der Lungen Neugeborener das gleiche festgestellt. Röntgendurchleuchtung des toten Kindes zur Feststellung der Beatmung ist — wenngleich praktisch wenig bedeutungsvoll — zweifellos möglich und auch erfolgreich, besonders im Frühstadium, in dem noch keine Hypostase eingetreten ist. Durch die letztere können immerhin etwas unklare Röntgenbilder entstehen. Die rasche Entfaltung der ganzen Lunge des Neugeborenen durch die Atmung ist auch durch die Fälle erwiesen, in denen Kinder in Flüssigkeiten mit einer gewissen Fallhöhe hineingeboren wurde, z. B. bei Abortgeburten, und trotzdem ihre Lungen völlig entfaltet hatten. Freilich muß dabei ausgeschlossen werden, daß das Kind schon nach Austritt des Kopfes längere Zeit Gelegenheit und außerdem genügend Kraft zur Atmung hatte, was freilich selten ist, oder wenn es in der Flüssigkeit nicht sofort unterging, wie es gerade auch bei manchen Abortgruben naturgemäß vorkommen kann. Diesen Vorgang kann man natürlich kaum jemals ausschließen, er ist aber in Betracht zu ziehen gegenüber der Annahme, daß das außerhalb des Aborts geborene Kind geatmet hat und dann erst, um eine unabsichtliche Abortgeburt vorzutäuschen, in den Abort geworfen wurde, wo es dann erstickte. Die Frage, welche Lungenteile bei teilweiser Beatmung wohl zuerst entfaltet werden, ist dahin zu beantworten, daß doch offenbar die Vorderteile, insbesondere der rechte Mittellappen, zunächst beatmet werden; freilich ist bei entsprechenden Leichenbefunden daran zu denken, daß die sekundäre Atelektase, sowohl beim lebenden Kind wie auch am Leichnam, in erster Linie wieder die hinteren Teile, wegen des auf denselben lastenden Druckes, betreffen muß. An einem großen Material sieht man immer wieder Fälle, in denen nicht etwa einzelne Lappen oder Lappenteile völlig entfaltet waren und das Übrige unentfaltet ist, sondern bei denen ziemlich gleichmäßig eine mehr oder weniger schwache Entfaltung einzelner Alveolen oder Alveolengruppen zu sehen ist, und zwar sowohl vorne wie hinten (sogenannte inselförmige Beatmung). Diese Befunde erhebt man freilich am häufigsten bei unreifen Neugeborenen und findet andererseits in solchen Fällen nicht etwa regelmäßig eine teilweise Verstopfung kleiner Bronchien durch Fruchtschleim, sondern es scheint diese universelle, aber geringe Beatmung auf die schwachen Atembewegungen solcher unreifer Neugeborener (muskuläre Atmungsinsuffizienz nach MERKEL) oder aber geschädigter reifer Neugeborener zurückzuführen sein.

Wenn es sich um mehr umschriebene Atelektasen handelt, so findet man diese luftleeren Bezirke bei der Leichenöffnung meist etwas eingesunken. PEIPER ist der Meinung, daß es sich dabei um den Ausgleich elastischer Spannungen nach Öffnung des Thorax handelt, denn er konnte nach intravenöser Formalininjektion der Leiche feststellen, daß bei derartig behandelten Lungen die Niveaudifferenz nicht vorhanden war, wenngleich auch diese Beweisführung nicht absolut schlüssig erscheint. Als Ursache solcher kleinerer oder größerer, lobärer oder lobulärer Atelektasen findet man einen Verschluß des zuführenden Bronchus, meist durch zähe Schleimmassen (LÖSCHKE). Nach unserer Erfahrung sind aber solche lokalen, primären Atelektasen mit nachweislicher Verstopfung von Bronchien nicht gerade häufig.

Interstitielles Emphysem.

Ein recht wichtiger Befund ist das *interstitielle Emphysem* der Neugeborenenlunge. Man darf nicht erwarten, daß man bei der Kleinheit der Verhältnisse dieses Emphysem besonders leicht feststellen könnte: es handelt sich meist nur um einige wenige perlschnurartig aneinandergereihte subpleural gelegene Bläschen von Hirsekorngröße oder darüber und darunter, an einer oder an einigen wenigen Stellen. Als Prädilektionsstellen sind zu nennen besonders die vorderen Teile beider Lungen, zumal der rechte Mittellappen und vielleicht noch mehr die Lingula des linken Oberlappens. Mehrere Autoren schätzen die Bedeutung des Befundes recht hoch ein hinsichtlich der Diagnose der mechanisch bedingten Erstickung. Ich halte auch den Befund für sehr wichtig, ohne ihn aber andererseits zu überschätzen. Die Behauptung, aus ihm allein die Diagnose gewaltsamer (!) Erstickung herzuleiten, scheint mir über das Ziel hinauszuschießen. Daß aber andererseits durch das interstitielle Emphysem mechanische Störungen der Atmung angezeigt werden, ist nicht zu bezweifeln, und ebensowenig, daß man es häufiger bei gewaltsamer Erstickung als bei Erstickung aus inneren Gründen findet. Daß es natürlich auch bei Lufteinblasung (Wiederbelebungsversuche) entsteht, sei nur nebenbei bemerkt; für die Kindsmordfrage ist dies ja belanglos. Wenn noch andere Befunde dazukommen, wie Ekchymosen und insbesondere Spuren eines erstickenden Vorganges in der Umgebung der äußeren Atemöffnungen oder am Halse, gewinnt der Befund natürlich erheblich an Bedeutung. Solche Spuren können in Verletzungen oder Blutunterlaufungen in der Umgebung der Atemöffnungen bestehen oder aber im Nachweis von Fremdkörpern (Wollfasern, Flaumfedern usw.) in den oberen Luftwegen oder in der Mund-Rachenhöhle.

Manchmal ist das Emphysem an mehreren Interstitien ausgeprägt, so daß verzweigte Reihen von Luftbläschen zu erkennen sind. Immerhin ist dieser Befund seltener und leitet über zu den Fällen, in denen als Ursache des Emphysems eine lokale Quetschung der Lungen in Betracht kommt. Dabei wird man freilich Lungengewebsblutungen, ja manchmal auch Zerreißungen der Lunge außerdem finden; Zerreißungen der Lunge sind bei Neugeborenen äußerst selten, ebenso Rippenbrüche. Andererseits muß man sich vor einer Verwechslung mit Gasfäulnis der Lunge hüten. In manchen Stadien der Fäulnis entsteht gerade auch an den vorderen Rändern der Lunge das Fäulnisgas besonders leicht, und dasselbe kann auch einmal die Bläschen mehr in Reihenform aufweisen. Wenn dann an den übrigen Organen keine Gasfäulnis herrscht und andererseits die Lungen Fäulniserscheinungen, der Brustkorb aber außerdem Zeichen einer Quetschung, oder die Atemöffnungen oder der Hals Zeichen eines äußeren Angriffes aufweisen, dann kann es ungemein schwierig werden, das Luftemphysem vom Fäulnisgasemphysem zu unterscheiden. Auch an eine Kombination von beiden muß man denken. Solche schwierigen Fälle mögen recht selten vorkommen. Sie müssen aber hier erwähnt werden, um die großen Schwierigkeiten zu zeigen, denen der Gutachter bei dem forensischen Material begegnen kann und mit denen er immer wieder rechnen muß. So sehen wir auch hier, daß das genaue Studium des einzelnen morphologischen Befundes erweitert werden muß durch das Studium der gesamten Befunde und Tatumstände.

Lungenödem.

Ein ausgesprochenes *seröses Lungenödem* sahen wir bei Kindsmordfällen im engeren Sinne nicht gerade häufig. Vorgetäuscht werden kann ein solches Ödem durch den Befund, wie man ihn beim Ertrinken erhebt. Bei diesen, freilich recht seltenen Fällen von Ertränken in reinem Wasser ist das *Oedema aquosum* in ähnlicher Weise festzustellen wie bei der Erwachsenenlunge. Dagegen finden wir eine Parallele zu dem schweren Lungenödem, wie wir es bei Herz- oder Nierenerkrankungen Erwachsener finden, bei Kindsmordfällen im engeren Sinne kaum jemals. Nur bei Herzmißbildungen kommt etwas ähnliches vor, aber dabei auch nur selten. Die übrigen Todesarten des Neugeborenen, die spontane Asphyxie einerseits, die rasche gewaltsame Erstickung andererseits, führen aber nicht zu einem nennenswerten Lungenödem, wie wir ja auch beim *raschen* Erstickungstod des Erwachsenen ein Lungenödem nicht als charakteristischen Befund erwarten dürfen. Immerhin stellt man Unterschiede in der Durchfeuchtung der Lunge, sogar an verschiedenen Lungenlappen des gleichen Falles, immer wieder fest: das eine Mal läßt sich bei Druck auf die Schnittfläche überhaupt so gut wie keine Flüssigkeit, sondern nur Blut ausdrücken, das andere Mal immerhin ein meist dünnflüssiger Schaum oder Gischt. Es ist nicht leicht, aus diesem Befund in dem einen oder anderen Sinne nun beweisende Schlußfolgerungen zu ziehen, weil eben sowohl rasches wie langsames Ersticken sowohl durch äußere mechanische, gewaltsame wie auch durch innere Vorgänge bewirkt werden kann. Auch die Abgrenzung des Lungenödems gegenüber dem Befund bei stärkeren Fruchtwasseraspirationen mit Überwiegen der Flüssigkeit gegenüber den corpusculären Elementen ist nicht einfach. Wir kommen auch hierbei nicht um die Berücksichtigung des alten Lehrsatzes aus der Gerichtsmedizin herum, daß der gewaltsame Erstickungstod nur behauptet werden kann, wenn Spuren äußerer Angriffe, Spuren des erstickenden Vorganges nachweisbar sind, und, streng genommen, müssen diese Spuren auch die Zeichen vitaler Reaktion aufweisen.

Hämorrhagisches Lungenödem.

Von einigen Autoren, besonders von F. Reuter, wird die Bedeutung eines *hämorrhagischen Lungenödems* immer wieder hervorgehoben. Dieses hämorrhagische Lungenödem zeigt sich in folgendem: die Schnittfläche und auch schon die Oberfläche kann eigentümlich gefleckt erscheinen, wobei hellere und dunklere Stellen mit unscharfer Begrenzung abwechseln. Die Größe der einzelnen Stellen ist wechselnd, fingerkuppengroß, sowie kleiner und größer. Bei der mikroskopischen Untersuchung fällt einerseits eine herdweise stärkere Hyperämie der Lungengefäße in umschriebenen Bezirken auf, während die dazwischenliegenden Teile weit geringere Füllung der Blutgefäße oder geradezu Anämie zeigen. Außerdem sieht man an den hyperämischen Bezirken eine mehr oder weniger starke Anfüllung der Alveolen mit einer offenbar ziemlich eiweißreichen Flüssigkeit, die sich elektiv mit Eosin färbt. Weiterhin sind in dieser Flüssigkeit mehr oder weniger dicht eingelagert rote Blutkörperchen, oft in so großer Menge, daß die genannte Flüssigkeit dagegen an Menge zurückzutreten scheint. Auch in den regionären Bronchien sieht man vielfach sekundär Blutkörperchen mit oder ohne Flüssigkeit. Der Begriff des hämorrhagischen Lungenödems ist also makroskopisch und mikroskopisch nicht gerade so absolut scharf zu erfassen.

Der Befund ist tatsächlich nicht selten zu erheben; doch kann eine erhebliche Anzahl von Autoren sich nicht zu der Überzeugung durchringen, daß er ausschließlich bei mechanischer, gewaltsamer Erstickung zu erheben sei. Auch wir glauben, den Befund in nicht wenigen Fällen erhoben zu haben, bei denen eine gewaltsame Erstickung nicht in Frage kam. Gerade an einem großen Neugeborenenmaterial, das nicht von der Strafjustiz oder Polizei, sondern von Kliniken und Leichenbeschauern stammt, haben wir den Befund nicht selten erhoben, wenn als Todesursache Asphyxie oder intrakranielle Blutung oder beides in Betracht kam, ohne daß damit eine Beteiligung anderer Todesursachen geleugnet werden soll. Ob rein zahlenmäßig bei gewaltsamer Erstickung, besonders bei langsamem Verlauf derselben der Befund häufiger sei als bei anderen Todesursachen, insbesondere anderen Formen der Erstickung, kann ich nicht entscheiden. Immerhin haben wir doch eine Reihe von Fällen gesehen, in denen auch bei sicher nachgewiesener gewaltsamer Erstickung ein hämorrhagisches Lungenödem nicht vorhanden war. Die Abgrenzung des Befundes von anderen Befunden, wie insbesondere gegenüber Blutaspiration, ist bei typischen Fällen nicht besonders schwierig; doch muß man mit Übergangsbildern rechnen.

Magendarmprobe.

Die zweitwichtigste Lebensprobe ist die *Magendarmschwimmprobe*, deren Technik bereits S. 47 beschrieben ist. Sie wurde von dem Arzt Breslau in Zürich 1866 angegeben. Wir wissen durch zahlreiche Untersuchungen, daß mit den ersten Atemzügen Luft in den Magen gelangt, wahrscheinlich durch Einsaugen, vielleicht auch durch Schluckbewegungen. Hier interessiert von jeher besonders das gegenseitige Verhältnis der positiven und negativen Ausfälle der Lungenschwimmprobe einerseits, der Magendarmschwimmprobe andererseits. In dem sehr großen Material des Münchener gerichtsmedizinischen Instituts hat L. Hess vergleichende Untersuchungen aus den Jahren 1910—1931 angestellt. Sie hat darüber folgende Tabelle gegeben, in der sie ihre eigenen Zahlen neben die Zahlen einer entsprechenden Aufstellung von Haberda (Wien) setzt:

	Wien (Haberda)	München (L. Hess)
Gesamtzahl der Fälle mit positiven Lungen- bzw. Magendarmschwimmproben	142	738
Davon:		
Lungenschwimmprobe allein positiv	11,97%	14,34%
Lungen- und Magendarmschwimmprobe positiv	84,51%	78,35%
Magendarmschwimmprobe allein positiv	3,52%	7,31%

Differentialdiagnostisch kommt bei dem Luftgehalt eine Aufblähung des Darmes durch Fäulnisgas in Betracht. Der Magen einerseits, der unterste Dickdarm andererseits sind in erster Linie die Orte, wo gasbildende Bakterien frühzeitig einwandern können. Wenn Fruchtschleim mit Gasbildnern in den Magen geraten ist, so kann naturgemäß dort Gas entstehen. Man wird allerdings den Fäulnisgeruch dabei kaum jemals vermissen, und außerdem tritt erfahrungsgemäß die Gasbildung dann nicht nur inmitten des Schleimes des Magens, sondern auch in der Schleimhaut selbst auf. Dadurch bildet sich ein Fäulnisemphysem der Magenwand meist an umschriebenen Stellen; ein solcher Befund mahnt auf jeden Fall zur Vorsicht hinsichtlich einer etwaigen Luftfüllung des Magens. Wenn man nur vereinzelte Bläschen in dem schleimigen Inhalt des Magens wahrnimmt, wird man daraus allein nicht gerade den Schluß auf Leben nach der Geburt ziehen; besonders, wenn etwa in der Lunge ebenfalls kein einwandfreier Befund zu erheben ist. Auch im Dünndarm tritt ein isolierter Fäulnisgasgehalt des Lumens wohl kaum auf, ohne daß gleichzeitig ein Fäulnisemphysem der Darmwand da und dort festzustellen wäre. In dem schwarzgrünen Kindspech, wie es in den unteren Darmabschnitten nach der Geburt meist zu sehen ist, treten Gasblasen meist nur bei vorgerückten Fäulniszuständen auf, abgesehen von den alleruntersten Darmabschnitten. Das schwarzgrüne Meconium fault ja auch an der Luft fast gar nicht und trocknet bekanntlich auch nur sehr langsam ein, wenn es in größeren Mengen an der Luft steht. Das gelbe dünnbreiige Kindspech, das in den oberen Dickdarmabschnitten und im unteren Dünndarm zu finden ist, läßt etwas leichter Fäulnisgas entstehen. Der Grund dafür ist nicht ohne weiteres ersichtlich, vielleicht ist es der doch etwas höhere Wassergehalt des gelben Kindspeches gegenüber dem geringeren des grünen.

Feststellung der Lebensdauer.

Zu der Frage, ob man aus dem Lungenbefund auf die *Dauer des Lebens nach der Geburt* schließen könne, ist noch zu sagen, daß das im allgemeinen nicht der Fall ist. Eine geringfügige Beatmung kann jedenfalls für sich allein nicht als ein Zeichen sehr kurzer Lebensdauer gelten, da ja die Lunge völlig beatmet gewesen sein konnte und den Luftgehalt, wie schon UNGAR mit Recht annahm, teilweise (ja auch ganz) wieder verloren haben kann. Andererseits kann durch einige intensive Atemzüge sicher der größte Teil der Lungen lufthaltig werden. Auch entzündliche Prozesse können für die Berechnung der Lebensdauer nicht mit Sicherheit herangezogen werden; es gibt ja Fälle von intrauteriner, angeborener Pneumonie, abgesehen von spezifischen Entzündungen der Lunge wie bei Lues congenita, in Form von weißer Pneumonie oder Gummiknoten oder von Kombinationen beider. Eitrige Erkrankungen der Lunge, umschriebene Abscesse und Pleuritis kommen kaum angeboren vor, spielen außerdem für die Kindsmordfrage keine eigentliche Rolle, da sie besonders auf exogene Infektionen, besonders vom Nabel her, zurückzuführen sind und bis zum tödlichen Ende meistens doch einige Zeit brauchen.

Für die allererste Lebenszeit haben wir eigentlich nur den Befund der Luftfüllung von Magen und Darm, welcher gewisse vorsichtige Schlüsse hinsichtlich der Lebensdauer gestattet. Die Luftfüllung des Magens allein kann ja auch schon mit den allerersten Atemzügen erfolgen, aber der Transport der Luft in den Dünndarm, d. h. in den Zwölffingerdarm und darüber hinaus setzt erfahrungsgemäß eine gewisse Lebensdauer voraus. Das ist aber auch schon beinahe alles, was man bei teilweisem Luftgehalt des Dünndarms sagen kann. Eine Berechnung nach Zentimetern entsprechend Sekunden oder Minuten Lebensdauer ist nicht möglich, weil die Luft doch wohl verschieden schnell vorrücken kann. Diese Verschiedenheit hängt wohl von mannigfachen Faktoren ab, wie Reife, Kräftezustand, primäre Schädigungen des Kindes, Todesart usw. So sehen wir auch diskontinuierliche Luftfüllung des Magens und Dünndarmes, die man mit umschriebenen Spasmen der Darmmuskulatur erklären könnte. So ist es auch keineswegs ausgeschlossen, daß im Dünndarm einzelne Luftblasen rasch tiefer treten können. Es wäre unbegründet, aus solchen Befunden auf sicher längere Lebensdauer zu schließen; extreme Befunde freilich, wie eine stärkere oder gar völlige Luftfüllung des ganzen Dünndarms oder gar auch noch des Dickdarms erlauben zum mindestens den Schluß, daß das Leben nicht etwa nur Minuten oder Viertelstunden, sondern Stunden gedauert haben muß. Haberda ist auf Grund sorgfältiger Beobachtungen an einem sehr großen Material zu folgender bedeutungsvollen Feststellung gekommen: Die Luftfüllung des Dünndarms pflegt innerhalb der ersten sechs Stunden des Lebens zu erfolgen. Innerhalb der zweiten Hälfte des ersten Halbtages dringt die Luft auch in den Dickdarm vor; völlige Anfüllung des Dickdarms mit Luft kommt erst innerhalb des zweiten Halbtages zustande.

Aus dem Verhalten des Meconium, insbesondere dem Herabrücken der (oberen) Meconiumgrenze im Dickdarm, kann auch kein sicherer Schluß auf die Lebensdauer gezogen werden; bei normalen Geburten mit lebensfrischen Neugeborenen entleert sich freilich das Kindspech in der Regel im Verlauf der ersten 2—3 Tage völlig; doch kommen schon bei leichter Asphyxie, sowohl vor Beendigung, wie nach Beendigung der Geburt, Ausstoßungen von Teilen des Meconium vor, so daß die obere Grenze herabgerückt, d. h. evtl. auch hellgelbes Dünndarmkindspech bereits in den Dickdarm übergetreten sein kann, auch wenn das Leben nur allerkürzeste Zeit gedauert hat. Beim intrauterinen Fruchttod an Asphyxie ist häufig das ganze Dickdarmkindspech völlig ausgestoßen. In zweifelhaften Fällen kann man schon bei der äußeren Besichtigung die Frage, ob Meconium überhaupt ausgestoßen sei, daraus entscheiden, ob der glasige Schleimpfropf in der Ampulla recti bzw. in der Afteröffnung noch vorhanden ist oder nicht. Zu der Feststellung desselben führt man einen sagittalen Einschnitt vom Anus aus in das Rectum. Bei längerer Liegedauer der Kindsleiche wird der glasige Pfropf allerdings durch Diffusion von Gallenfarbstoff ebenfalls etwas grünlich, so daß man weniger aus der Farbe, als aus der genauen Untersuchung das Vorhandensein des Schleimpfropfes erkennen kann. Die völlige Entleerung des Kindspeches dauert nach Ungar und Haberda zwei Tage und darüber. Es kann also Luft längst im ganzen Dickdarm vorhanden sein gleichzeitig mit Teilen des Meconium. Es hat sich übrigens gezeigt, daß die Luftfüllung des Darmes für die Berechnung der Lebensdauer nur dann verwertet werden darf, wenn die Luftwege frei und die Lungen entfaltet sind (Haberda). Außerdem findet man bei frühgeborenen Kindern oft Luft im Darm ohne Beatmung der Lungen, ein Schluß auf die Lebensdauer ist daraus nicht gestattet (vgl. Ungar, Haberda, Mardner, Weil, Cramer). Es kann sich dabei um die genannte muskuläre Insuffizienz des Atmungsapparates bei Frühgeburten handeln, wobei der Schluckakt leichter möglich ist, so daß Luft in den Magen geriet, was übrigens auch durch Aspiration geschehen kann. Die am meisten charakteristischen Bestandteile des Meconium, nämlich die Meconiumkörperchen, entstehen nach den neueren Untersuchungen von CAMERER — wie schon oben erwähnt wurde — nicht in den basalen Schichten des Schleimhautepithels, sondern stellen sekundäre Umwandlungen abgestoßener Schleimhautepithelien des Darmes dar.

Andere Hilfsmittel, die Lebensdauer des Kindes in der allerersten Zeit zu bestimmen, haben wir kaum. Die Rückbildung der fötalen Blutwege und Öffnungen, wie des Foramen ovale und des Ductus venosus Arantii, spielen in der kurzen Zeit keine Rolle. Die Leukozyteninfiltration an der Grenze des Hautnabels gegen den Nabelstrang (KOCKEL) ist in ihrer Intensität auch sehr verschieden und kann zudem nach den neueren Untersuchungen manchmal auch schon intrauterin beginnen, besonders bei übertragenen Kindern, so daß eine Zeitbestimmung daraus nicht möglich ist. Die Veränderung des Nabelschnurrestes, nämlich die Mumifikation, kann genau so postmortal vor sich gehen.

F. Ungewöhnliche Gefahren für das Neugeborene.

Sturzgeburt.

Jeder, der sich mit Fragen des Kindsmordes befaßt von der Seite der praktischen Tätigkeit her, stößt überraschend oft auf den Begriff der *Sturzgeburt*; wie überhaupt auf eine ganze Reihe von Behauptungen der Kindsmutter, die man als *Schutzbehauptungen* zusammenfassen kann. Dazu gehört außerdem die Ohnmacht und auch die Schwäche bzw. Hilflosigkeit nach der Geburt, die Selbsthilfe, und auch die behauptete Beckenendlage. Von besonderer Bedeutung ist weiterhin die *angebliche Verkennung der Geburt*, so daß dieselbe auf dem Abort erledigt wird. Wer von Sturzgeburt anderen gegenüber redet, muß vorher genau bestimmen, was er damit meint. Wir unterscheiden eine Sturzgeburt im Sinne des Geburtshelfers und eine solche im Sinne des Gerichtsarztes. Der erstere versteht unter Sturzgeburt den überstürzten Ablauf des Geburtsvorganges, wobei wieder zwei Möglichkeiten zu unterscheiden sind, nämlich einerseits der überraschend schnelle Ablauf der ganzen Geburt, vom Wehenbeginn bis zur Ausstoßung des Kindes, und andererseits die überstürzte Austreibung nach zeitlich regulärer Eröffnungsperiode. Der Gerichtsarzt dagegen versteht oder soll verstehen unter Sturzgeburt das Herausstürzen des Kindes aus den mütterlichen Geschlechtsteilen auf den Boden, was sowohl bei der ersten wie bei der zweiten Form der klinischen Sturzgeburt vorkommt. Tatsächlich kombinieren sich die beiden Formen der Sturzgeburt häufig insofern, als bei unerwartet raschem Ablauf, sei es der Gesamtgeburt, sei es der Austreibungsperiode das Kind auf den Boden stürzt, weil die Mutter die Ausstoßung noch nicht erwartete, aber es gibt auch eine gerichtsärztliche Sturzgeburt bei sonst regulärem Verlauf der Geburt.

Mit der Sturzgeburt im Sinne des Geburtshelfers, die etwa 1 % der Anstaltsgeburten ausmacht, wollen wir uns hier nicht eingehender befassen; es ist lediglich zu bemerken, daß der überstürzte Gesamtverlauf nach der Statistik offenbar bei Mehrgebärenden häufiger vorkommt, als bei Erstgebärenden, aus durchaus naheliegenden Gründen. Eine Überstürzung der Austreibungsperiode allein dagegen kommt ähnlich häufig wie bei Mehrgebärenden auch bei Erstgebärenden und besonders bei heimlich Gebärenden vor. Die Frage, ob eine Beschleunigung des Geburtsverlaufes durch die *Absicht* der Verheimlichung der Geburt und bei verheimlichter Schwangerschaft vorkommt, ist verschieden beantwortet worden. Die Mehrzahl der Autoren neigt zu der Meinung, daß durch psychische Einflüsse eine Beschleunigung der Geburt immerhin vorkommen könne. Jedenfalls wird man feststellen dürfen, daß die verschiedenen Formen der Wehenschwäche bei solchen Frauen, die die Schwangerschaft verheimlicht haben, die Geburt auch verheimlichen wollen und somit offenbar einen Kindsmord vorhaben, zweifellos seltener vorkommen als bei normalen Verhältnissen.

In extremen Fällen kann die ganze Geburt mit verhältnismäßig wenigen Wehen — evtl. ohne Berstung der Eihäute — ablaufen. Bei nur überstürzter Austreibungsperiode allein kommen freilich doch verhältnismäßig viel größere Beschleunigungen vor, als bei überstürztem Gesamtverlauf, wo sich eben doch bei genauer Befragung bzw. Untersuchung des Falles häufig nachweisen läßt, daß die Eröffnungsperiode tatsächlich nicht so ganz kurz dauerte. Nicht selten wurden die ersten Wehen nicht richtig erkannt oder nicht richtig gedeutet, oder aber vorsätzlich falsch beurteilt.

Eine nicht unwichtige Frage ist die, ob man durch Untersuchung des — lebenden oder toten — Kindes einerseits, der Mutter andererseits nachweisen könne, ob eine Sturzgeburt im Sinne des Geburtshelfers oder der Gerichtsmedizin vorgekommen sei oder nicht. Das Fehlen einer Kopfgeschwulst wird häufig als Zeichen einer Sturzgeburt im geburtshelferischen Sinne angesehen. Das trifft für die Mehrzahl der Fälle wohl zu, aber doch nicht für alle. Andere Zeichen sind jedenfalls, sowohl im positiven wie im negativen Sinne, noch viel unsicherer und sollen deshalb hier gar nicht näher erwähnt werden. Daß die Mutter bei einer Sturzgeburt, wie bei jeder verheimlichten Geburt, verhältnismäßig häufig einen Dammriß verschiedenen Grades erleidet, ist ohne weiteres verständlich; doch kann von einer Beweiskraft eines Dammrisses weder im positiven noch im negativen Sinne die Rede sein. Für gerichtsärztliche Zwecke haben aber gewisse statistische Unterschiede verhältnismäßig geringe Bedeutung und deren Betonung kann geradezu gefährlich werden. Der Sachverständige, der sich auf solche statistischen Unterschiede stützen möchte, neigt erfahrungsgemäß zur Übertreibung der Bedeutung dieser Unterschiede und kommt zu Annahmen, die für den Einzelfall nicht zuzutreffen brauchen und nicht beweisbar sind.

Die Sturzgeburt im gerichtsärztlichen Sinne bereitet aus anderen Gründen oft diagnostische Schwierigkeiten insofern, als bei Kindsmordfällen verhältnismäßig sehr häufig Schädelbrüche zu beurteilen sind, und es entsteht immer wieder die Frage, ob ein vorgefundener, einfacher oder mehrfacher Schädelbruch des Neugeborenen durch eine von der Kindsmutter behauptete Sturzgeburt im gerichtsärztlichen Sinne entstanden sei, entstanden sein kann oder entstanden sein müsse oder ob das im betreffenden Fall ausgeschlossen sei.

Bevor wir auf die wichtige Frage nach der Entstehung und Bewertung der Schädelbrüche Neugeborener näher eingehen, ist der Punkt zu erörtern, wie es mit der *Fallhöhe* des Kindes bei der „gerichtsärztlichen Sturzgeburt" stehe. Erfahrungsgemäß kauern sich gebärende Frauen, die keinen Beistand haben, sei es infolge von Unkenntnis oder Verkennung des Geburtsvorganges (Erstgeburt), sei es durch mangelnde Unterrichtung bei Einsetzen der Preßwehen zur Geburt nieder; wir wissen das von Beobachtungen „bei wilden Völkerschaften“, andererseits sind auch von Geburtshelfern diesbezügliche Beobachtungen gemacht worden.

Ich weise ausdrücklich darauf hin, daß alle Erfahrungen der geburtshilflichen Kliniker ergeben haben, daß Sturzgeburten meist — wenn nicht ganz abnorme Verhältnisse hinsichtlich des Schädeldaches, der Sturzhöhe und der Bodenbeschaffenheit vorliegen — ohne Schaden für das Kind ablaufen und daß im Gegensatz dazu die immer wiederkehrenden Behauptungen der wegen Kindstötung Beschuldigten im Gerichtssaal stehen. Eine wichtige Beobachtungsreihe verdanke ich einer persönlichen Mitteilung von G. Walcher jr.-Ravensburg, die zum Teil gemeinsam mit weiland G. Walcher sen.-Stuttgart gemacht wurden. Diese Beobachtungen, die unter besonderen Umständen gemacht werden konnten, ergaben folgendes: „Wenn die Wehen angefangen haben, beginnt die Frau langsam unruhig zu werden. Bei weiterem Fortgang beginnt sie zu ‚kreißen‘, d. h. sie geht langsam, mit zurückgebeugtem Oberkörper, innerhalb eines Raumes herum und bleibt bei jeder Wehe wieder stehen, wobei sie sich dann eine Bettkante oder einen Tisch oder Stuhl oder etwas ähnliches gegen das Kreuz drückt und hierbei sich mit dem Oberkörper noch stärker nach rückwärts beugt. Dies geht so lange fort, bis der Muttermund allmählich erweitert ist und es zu zeichnen beginnt. Während dieser Zeit pflegen die Kreißenden hauptsächlich über Kreuzschmerzen zu klagen. Mit dem Beginn der Austreibungszeit verändert sich die Empfindung der Kreißenden. Es kommt der Drang nach abwärts. Während der Wehe beginnt die Kreißende sich nach vorne überzuneigen, sie dreht sich um und faßt die Stuhllehne oder das Bettende von vorne. Dies geht einige Zeit weiter, wobei sie allmählich immer stärker überhängt. Hat der Kopf endlich die Stellung erreicht, daß er auf den Mastdarm drückt, so beginnt die Kreißende in die Defäkationshaltung überzugehen, zunächst während der Wehe, und richtet sich, wenn der Kopf nicht mehr so drückt, immer wieder auf, d. h. sie hockt während der Wehe. Schließlich, wenn der Kopf auszutreten beginnt und sichtbar stehenbleibt, bleibt sie hocken oder sie kniet. Sie kommt auch schließlich im Hocken oder Knien nieder. Nach der Geburt dreht sie sich um und nimmt das Kind auf oder sie steht auf und wird hierbei durch die Nabelschnur gehindert.

Schwachsinnige, bei denen die Nabelschnur nicht abgerissen ist, versuchen sich durch Abbeißen oder Abreißen zu befreien. (Das Kind wird hierauf hochgenommen und gelegentlich sofort angelegt. Dies ist übrigens ein ausgezeichnetes Mittel, in der Nachgeburtszeit die Gebärmutter zu Wehen anzuregen)“.

Beide Autoren haben wirkliche Sturzgeburten im Stehen nur dann gesehen, wenn es den Kreißenden nicht mehr gelang, den Ort, an dem sie niederkommen wollten, zu erreichen.

Nun andererseits wird man aber unter den jeweils praktisch in Betracht kommenden Verhältnissen einerseits dieses instinktive Niederkauern der Kindsmutter nicht in jedem Fall „erwarten dürfen“, andererseits nicht ohne weiteres die Erledigung der letzten Geburtsphase im Stehen einer Absicht der Schädigung des Kindes gleichsetzen dürfen. Es wären doch Möglichkeiten denkbar, wie die Kindsmutter auch im Stehen oder Gehen von der Geburt so überrascht werden kann, daß sie sich eben nicht niederkauert und naturgemäß kann das bei verheimlichter Schwangerschaft und insbesondere bei verheimlichter Geburt besonders leicht vorkommen. Gibt es doch Fälle, bei denen Hausangestellte während der Eröffnungsperiode, die sie verheimlichten, mehrfach Dienstleistungen vor Zeugen verrichteten, um schließlich in einem freien Augenblick die Geburt zu vollenden, wobei das Kind im Stehen herausstürzte. Schon hier muß betont werden, wie unerläßlich bei der Aufklärung von Kindsmordfällen die eingehende Vernehmung der Kindsmutter über die Einzelheiten des Geburtsvorganges, unter Mitwirkung des Sachverständigen, und ebenso auch die genaue Feststellung der Verhältnisse am Tatort, wo das Kind zu Boden gefallen sein soll, ist. Was geschieht nun bei der Sturzgeburt im gerichtsärztlichen Sinne? Es interessieren hier in erster Linie die Nabelschnur einerseits, der Kindskörper und speziell sein Kopf andererseits. Daß die Fallhöhe und die Unterlage in erster Linie mitberücksichtigt werden müssen, ist eben erwähnt.

Bei freiem Fall und bei aufrechter Haltung einer mittelgroßen Gebärenden, was zweifellos nur ganz ausnahmsweise vorkommt, spannt sich die Nabelschnur, die durchschnittlich 50 cm lang ist, und sie kann abreißen; denn das Gesamtgewicht des reifen Kindes von durchschnittlich 3000 g wird durch die Beschleunigung des Falles erheblich vermehrt, zumal in manchen Fällen auch noch ein direktes gewaltsames Ausstoßen bei stürmischen Austreibungswehen dazukommt. Damit ist aber nicht gesagt, daß die Nabelschnur immer abreißen müßte. Erstens wird der Fall des austretenden Kindes gelegentlich durch die Beine und durch die Kleidung gehemmt und zweitens hat die Nabelschnur eine recht unterschiedliche Festigkeit, wobei sehr sulzereiche Schnüre leichter abreißen als sulzearme. Am häufigsten reißt die Schnur in der Nähe des Hautnabels ab oder aus diesem heraus, seltener an beliebigen anderen Stellen. Blutungen am inneren Nabelring weisen auf Zerrung an der Schnur hin. Bei längerem Liegen im Freien kommt ein Abfressen der Schnur mitsamt dem Nabelring durch Tiere vor, wodurch eine stattgehabte Ausreißung vorgetäuscht werden kann. Mehrfache Zerreißungen der Schnur oder auch nur mehrfache Einrisse der Amnionscheide neben einem kompletten fetzigen Abriß dürften bei Sturzgeburt kaum vorkommen; solche Befunde weisen auf absichtliches Abreißen nach mehrfachen vergeblichen Versuchen des Abreißens oder des Abkneifens mit den Fingernägeln hin. Aus diesem Grunde sind die Befunde an der Nabelschnur — also auch die Beibringung der Nachgeburt — sehr wichtig, um zu den Behauptungen der Kindsmutter Stellung nehmen zu können.

Nach den Untersuchungen von Fossell besitzt die Nabelschnur eine Tragfähigkeit von 2000—8000 g. Bei einer Fallhöhe von 25—50 cm genügt jedoch schon ein Gewicht von 500—1000 g zur Ruptur. (Pfannkuch und Hoffmann).

Das seltene Vorkommen der isolierten Ruptur einer Nabelschnurarterie, auch bei Spontangeburt, wodurch die Gefahr der Verblutung des Neugeborenen heraufbeschworen wird, sei hier noch kurz erwähnt. Am häufigsten kommt nach Stoeckel und Nebesky (zitiert bei Reifferscheid) diese Ruptur bei Sturzgeburten vor; nach Stoeckel in 15—19%, nach Nebesky in 23% der Fälle.

In dem Fall von Reifferscheid ließ sich ein völliges Fehlen der elastischen Fasern in der Muskulatur der Nabelarterien nachweisen.

Die Befunde am Kind bei Sturzgeburt zeigen nun eine erhebliche Verschiedenheit, auch hinsichtlich der wichtigsten, nämlich derjenigen am knöchernen Schädel — denn nur bei Kopflagen kommt eine Sturzgeburt überhaupt in Betracht —. Das hängt in erster Linie von der Dicke der Schädelknochen ab, in geringerem Maße wohl von der Verschieblichkeit, von der verschiedenen Straffheit der Fontanellen und der Nähte. Äußere Befunde an der Kopfschwarte sind uncharakteristisch: geringfügige Abschürfungen, meist sehr umschriebener Art, die als leichte Rötungen an der behaarten Kopfschwarte auffallen und bei Lupenbetrachtung deutlich erkennbar sein können, sowie darunter einzelne umschriebene Blutunterlaufungen. Größeren Umfang nehmen naturgemäß solche Blutungen dann an, wenn in der Tiefe erhebliche Verletzungen vorliegen und wenn das Leben länger dauerte, wie das bei wirklichen schweren Sturzgeburten mit nachträglichen Hilfsmaßnahmen für das Kind in Betracht kommt. Daran muß der sezierende Gerichtsarzt ja immer denken, daß die Geringfügigkeit von Blutungen oft nicht im entsprechenden Verhältnis zu der Schwere der Verletzungen, der primären Zusammenhangstrennung steht, und zwar aus dem Grund, weil das Leben allzu früh nach der Verletzung erlosch. Im Krankenhaus, in der Klinik sieht man an derart verletzten Kindern naturgemäß auch nach Stunden und Tagen viel mehr imponierende Befunde. So ist mancher Neuling überrascht und bestürzt über die Geringfügigkeit der Obduktionsbefunde, die so häufig dann festzustellen ist, wenn das Kind, wie bei gerichtlichen Fällen fast immer, die „Sturzgeburt“ oder den mörderischen Angriff nur allerkürzeste Zeit überlebt hat. Freilich sieht man auch gelegentlich stärkere reaktive Blutungen, auch bei absichtlichen Verletzungen, wenn das Kind wider Erwarten länger überlebt hat, was ja der Mutter aus verschiedenen Gründen entgangen sein konnte. Kinder mit Schädelbrüchen infolge von Sturzgeburt pflegen aber daran allein nicht alsbald zu sterben, denn bekanntlich stirbt auch das Kind nicht am Schädelbruch, sondern an der gleichzeitigen Verletzung oder sonstigen Beeinträchtigung des Gehirns. Stärkere Blutunterlaufungen der Kopfschwarte sprechen naturgemäß für eine etwas längere Lebensdauer. Stärkere Zusammenhangstrennungen, Ablederungen (Décollements) zwischen Kopfschwarte und Beinhaut kommen bei Sturzgeburt naturgemäß kaum vor. Sie sind häufiger bei schweren Geburten, bei verengtem Becken, Mißverhältnis zwischen Kindskopf und Beckenmassen und außerdem bei geburtshilflichen Maßnahmen, wie insbesondere bei Extraktionen nach Wendungen usw.

Schädelbrüche.

Das Hauptinteresse beanspruchen die *Schädelbrüche.* Immer wieder ist es die wichtigste Frage, ob ein vorgefundener Schädelbruch durch eine Sturzgeburt erklärt werden kann oder ob er auf aktive Angriffe auf den kindlichen Kopf hinweist. Wir müssen bei Beantwortung dieser Frage vorwegnehmen, daß die Zahl der Fälle, bei denen wirklich nennenswerte Verletzungen am kindlichen Kopf durch Sturzgeburt entstanden sind, immer verhältnismäßig sehr niedrig ist, jedenfalls sehr viel niedriger, als man es angesichts der so ungemein häufigen Behauptungen der Kindsmütter, daß eine durch Sturzgeburt bedingte Schädelverletzung vorliege, annehmen müßte.

Es ist naheliegend, die Statistik der Geburtshelfer zur Beurteilung der Häufigkeit von Knochenverletzungen bei Sturzgeburt heranzuziehen, aber die meisten derartigen Statistiken lassen erkennen, daß diese Statistiken der Geburtshelfer unter Sturzgeburt nicht die gerichtsärztliche Definition verstehen, sondern die geburtshilflich charakterisierte, nämlich die überstürzte, also zeitlich verkürzte Geburt. Sonst wäre es nicht zu erklären, daß aus den älteren Statistiken folgendes zu erheben ist:

Winckel fand unter 216 Sturzgeburtsfällen keine schweren Verletzungen des Kindes, Hellhake unter 47 Fällen eine leichte Kopfverletzung, Moser unter 22 Fällen zweimal unbedeutende Verletzungen (vgl. Stumpf in Winckels Handbuch der Gynäkologie, zitiert bei Merkel), Merkel stellt schon fest, daß selten ein Kind durch Sturzgeburt schwere, ja tödliche Kopfverletzungen erleidet. Dieser Feststellung müssen wir uns anschließen und ausdrücklich darauf hinweisen, daß ein ganz gewaltiger Widerspruch besteht zwischen den ungemein häufigen Fällen, in denen Kinder nach verheimlichter Schwangerschaft und Geburt mit Kopfverletzungen tot aufgefunden werden, nachdem sie beseitigt sind, und dem von seiten der Geburtshelfer und auch vielen Gerichtsmedizinern nur äußerst selten beobachteten Vorkommen tödlicher Verletzungen bei Sturzgeburt. Weiterhin kann gar nicht genug betont werden, wie ungemein selten es vorkommen dürfte, daß ein Kind bei einer Sturzgeburt derartig schwer verletzt wird, daß es in so kurzer Zeit verstarb, daß ein Herbeiholen von Hilfe aussichtslos gewesen wäre, wie die Kindsmutter in solchen Fällen behauptet. Die klinischen Erfahrungen lehren etwas ganz anderes: das Leben des neugeborenen Kindes ist trotz der Zartheit seiner Organe ungemein zäh, was von den Ärzten immer wieder, sogar bei unreifen Früchten, festgestellt werden kann. Kälte, Nässe, Hunger, Geburtsverletzungen und was sonst noch alles werden von den Kindern Stunden, Tage und Wochen endgültig überlebt, aber ausgerechnet die Kinder von Frauenspersonen, die die Schwangerschaft und Geburt verheimlicht haben, die sollten an Verletzungen durch eine Sturzgeburt meist alsbald sterben oder doch so schnell, daß von vornherein jede Hilfe aussichtslos erscheint!

Es ist durchaus Pflicht des sachverstandigen Arztes, vor Gericht auf derartige Widersprüche hinzuweisen, sonst hat die Kindsmutter bei den unzähligen Einwänden seitens der Verteidigung, angesichts der mangelnden Zeugen und angesichts der auch heute noch gegenüber der Kindsmutter so häufig zur Milde neigenden Laien und Berufsrichter (vgl. Dittrich und dagegen Gummersbach) ein allzu leichtes Spiel. Das ist nicht im geringsten eine Überschreitung der Grenzen der Sachverständigentätigkeit. Der Vorwurf, daß durch derartige Hinweise der Arzt sich zum Staatsanwalt mache, ist von vornherein zurückzuweisen.

Wenn wir der von der Verteidigung immer wiedergeübten Benennung von seltenen Fällen aus der Weltliteratur gegenüber nichts anderes tun, als das Vorkommen solcher seltener Fälle zu bestätigen, so sind wir an den auch heute noch so häufigen ungerechtfertigten Freisprüchen von Kindsmörderinnen mitschuldig.

Die Fallhöhe beträgt bei Geburt im Stehen bei mittlerer Körpergröße der Gebärenden höchstens etwa 80 cm, je nach Größe der Mutter etwas mehr oder weniger; wenn eine wesentlich größere Fallhöhe in Betracht kommt, so kann es sich fast nur um eine sogenannte Treppengeburt oder um Geburten auf dem Abort, speziell auf ländlichen Aborten mit geradem, weitem Fallrohr handeln. Auszugehen haben wir von der ersten Annahme einer Fallhöhe von höchstens

80 cm, wobei ein wiederholtes An- oder Wiederaufschlagen des kindlichen Kopfes (s. bei HABERDA) im allgemeinen unmöglich erscheint. Die Wirkung eines solchen einmaligen Aufschlagens des Kindskopfes bei einer Fallhöhe von 80 cm hängt nun, abgesehen von einer etwaigen besonderen Beschleunigung durch eine Preßwehe, von der Härte der Unterlage, aber auch von der Bremsung durch die sich spannende Nabelschnur, den Genitalschlauch der Mutter und ihre Kleidung, ab. Wir müssen uns wirklich die Sache so vorstellen, daß ein freier, völlig ungehemmter Fall aus 80 cm Höhe auf harten Steinboden etwas ungemein seltenes sein dürfte, denn alle Wahrscheinlichkeit spricht dagegen, daß alle diese Umstände sich jemals zusammenfinden werden.

Die einmalige Gewalteinwirkung beim Auftreffen auf den Boden äußert sich am knöchernen Schädel des Neugeborenen in Form eines sogenannten Kraftzentrums (passiver Art). Es ist naheliegend, die Gesetze der Mechanik der Schädelbrüche, wie sie von MESSERER u. a. erforscht sind, auch auf diese Situation anzuwenden. Das ist aber nur teilweise gestattet. Der Hauptunterschied besteht nämlich darin, daß beim Neugeborenenschädel sich die Gewalt doch weit mehr an dem einen lokal getroffenen Knochen, besonders der Schädelwölbung (Scheitel- oder Stirnbein), auswirkt, während beim Schädel des Erwachsenen mit seinen festgefügten Nähten zu der lokalen Wirkung an der getroffenen Stelle sich noch die Wirkung auf das unter gleichmäßiger Spannung stehende Schädelgewölbe hinzugesellt. Beim Erwachsenen sehen wir diese Doppelwirkung in „idealen“ Fällen in dem System von Biegungs- und Berstungsbrüchen. Äquatorial zum Druckpol verlaufende Brüche werden von meridional verlaufenden durchkreuzt. Beim Neugeborenenschädel wird die Überbiegung der getroffenen Stellen, die zum äquatorialen Biegungsbruch beim Erwachsenen führt, aufgefangen durch die lockeren Abgrenzungen, Nähte und Fontanellen zwischen den einzelnen platten Schädelknochen. Was aber ganz im Vordergrund steht, am einzelnen, von der stumpfen Gewalt (Sturz oder Schlag) getroffenen Knochen der Schädelwölbung des Neugeborenen, das ist oder das sind die Berstungsbrüche, die in meridionaler Richtung von der Gewalteinwirkungsstelle aus verlaufen; jedenfalls bilden diese die Regel, ohne daß es naturgemäß etwa völlig ausgeschlossen wäre, daß es, besonders bei höheren Stürzen, auch einmal zu einer Überbiegung des Schädelknochens mit einem Bruch in äquatorialer Richtung, mit oder ohne Nahtzerreißung, kommen kann. Solche Befunde kann man aber in der Regel nur erheben bei ganz anderen Fallhöhen als bei der Sturzgeburt auf den ebenen Boden, oder aber bei schweren aktiven Gewalteinwirkungen, wobei freilich auch einerseits eine besondere Dicke, andererseits eine abnorme Dünne der Schädelknochen, oder gar Ossifikationsdefekte eine Rolle spielen können. Sichere Fälle von Sturzgeburt zu ebener Erde wie auch Leichenexperimente mit ganzen Neugeborenen haben uns gezeigt, daß als Grundform der Fissur beim einmaligen Aufschlagen am häufigsten die Bruchform anzusehen ist, bei der eine Fissur, z. B. am Scheitelbein von seinem Höcker zu einer Naht, besonders Pfeilnaht oder Kranznaht, führt (vgl. MERKEL, PANNING). Eine weitere Grundform ist diejenige Fissur, die von einer Naht über den Höcker zu einer anderen Naht führt, so z. B. von der Kranznaht über den Höcker zur Lambdanaht in mehr oder weniger gerader Richtung. Auf dieser Grundform der kürzeren oder längeren, ziemlich geradlinigen Fissur bauen sich die weiteren Formen auf: eine spitzwinklig gestaltete Fissur, rechtwinklig oder annähernd rechtwinklig, wobei eine Fissur z. B. von der Kranznaht zum Höcker und vom Höcker annähernd rechtwinklig zur Pfeilnaht verläuft. Schließlich ist auch schon seit alter Zeit als nicht seltene Bruchform bei einmaliger Gewalteinwirkung die Doppelfissur in zwei benachbarten Knochen, z. B. beiden Scheitelbeinen, anzusehen, bei der je eine Fissur, z. B. von der Pfeilnaht zu jedem der beiden Scheitelbeinhöcker, führt. Der Beginn an der Pfeilnaht ist meistens nicht genau gegenüberliegend, sondern etwas bajonettförmig verschoben. Diese Beteiligung von zwei Knochen bei einmaliger Gewalteinwirkung setzt in der Regel voraus, daß die Gewalteinwirkung an der Pfeilnaht oder in allernächster Nähe derselben ansetzte. Diese genaue Diagnose der Lokalisation der angreifenden Gewalt, also in unserem Fall des Aufschlagens auf den harten Boden, hat in jedem Falle nicht nur durch Studium der Knochenbrüche, sondern auch unter Berücksichtigung der Weichteile zu erfolgen. Genau genommen müßten wir ja, ähnlich wie beim Erwachsenen, auch noch das Gehirn zu diesem Studium des Ortes der Gewalteinwirkung heranziehen, aber es muß schon hier bemerkt werden, daß das Gehirn des Neugeborenen uns bei dieser Rekonstruktion weit weniger gesetzmäßige Befunde liefert als das Gehirn des Erwachsenen; und auch die Befunde an den äußeren Weichteilen lassen uns nicht selten im Stich, weder die äußeren Abschürfungen noch eine lokale Blutunterlaufung der Schwarte sind besonders häufig festzustellen. So fehlt uns häufig mehr oder weniger diese Bestätigung der aus den Knochenbefunden erschlossenen Lokalisation der Gewalteinwirkung. Mit zunehmender Stärke der Gewalt einerseits, mit zunehmender Dicke, Sprödigkeit bzw. Zerbrechlichkeit des getroffenen Knochens andererseits nimmt auch die Wahrscheinlichkeit zu, daß außer den beschriebenen Grundformen der Fissuren noch weitere dazukommen. Das sind in erster Linie weitere sternförmige, vom Höcker ausgehende Fissuren. Solche mehr oder weniger zahlreichen radiären Fissuren treten naturgemäß besonders dann auf, wenn der Scheitelhöcker selbst von der Gewalt erheblich getroffen wird, was wohl nicht gerade selten vorkommen dürfte. In solchen Fällen kann es drei- bis sechsstrahlige Brüche geben und vielleicht auch noch mehr, besonders wenn es sich um dünnere Knochen oder um mangelhafte Ossifikation, zumal mit radiären Defekten, handelt.

In jüngster Zeit hat PANNING eine größere Untersuchungsreihe angestellt mit Leichen von Neugeborenen, die er Stürzen aus verschiedener Höhe sowie gewissen aktiven Gewalteinwirkungen aussetzte. Unter Verwertung praktischer Erfahrungen in Kindsmordfällen kommt er zu folgenden Schlußfolgerungen:

Die Zahl der vom Bruch betroffenen Einzelknochen und der Knochenbrüche entscheidet nicht ausreichend zwischen Kindssturz und willentlicher unmittelbarer Gewaltzufügung. Man muß vielmehr im Einzelfall bemüht sein, die Brüche zu systematisieren und aus ihnen Angriffsort, Richtung und Größe der wirkenden Gewalt zu ermitteln. Dabei ist am wichtigsten die Feststellung des Gewalteinwirkungsortes, der sich, wenn die Gewalt inmitten einer Knochenplatte angriff, in einem strahlenförmigen Berstungssystem ausdrückt. Das Vorhandensein von Berstungsbruchsystemen in mehr als einer Knochenplatte verbietet die Annahme einer zufälligen Entstehung der Brüche durch einen Sturz vollständig, sofern nicht zwischenzeitiges Anschlagen (z. B. Abortgeburt) in Betracht kommt und begründet die Feststellung willentlich zugefügter Gewalteinwirkungen.

Bei weit höheren Stürzen des Kindes, die im allgemeinen beim Hinauswerfen von Leichen aus dem Fenster in Betracht kommen, wird es naturgemäß immer weniger Gesetzmäßigkeiten an den Brüchen geben, es treten dann, abgesehen von den Möglichkeiten wiederholten An- oder Aufschlagens beim Sturz, auch noch weitere Kräfte auf den Plan, die zu stärkeren Zertrümmerungen auch des Neugeborenenschädels führen können, ohne daß das etwa der Fall sein muß, denn auch bei hohen Abstürzen kommen gelegentlich geringfügige Befunde zur Beobachtung, ganz abgesehen davon, daß ja bei höheren Abstürzen auch ein Überschlagen des kindlichen Körpers und ein primäres Aufschlagen anderer Körperteile in Betracht kommt.

Praktisch wichtig ist besonders die Feststellung von mindestens zwei oder mehr als unabhängig voneinander erkennbaren Kräfteeinwirkungsstellen, die die Entstehung der entsprechenden Brüche durch die einfache Sturzgeburt zu ebener Erde vollkommen ausschließt. Es müßte denn sein, daß das eine Bruchsystem von der Sturzgeburt, das andere aber durch eine ganz andere Gewalteinwirkung, wie etwa die auf das daliegende Kind hinstürzende oder hinsinkende Mutter entstanden wäre. So etwas kann vorkommen, wird besonders dann auch durch die Angaben der Mutter nahegelegt werden.

Diese von den gerichtlichen Medizinern gesammelten und experimentell untermauerten Erkenntnisse sind aber ganz gewiß nicht annähernd Allgemeingut aller vor Gericht auftretenden Ärzte. Ich stehe nicht an, zu erklären, daß eine falsche Begutachtung in dem Sinne, daß ein ausgedehntes mehrfaches Bruchsystem von einer Sturzgeburt auf ebene Erde herrühren könne oder gar müßte, ein fahrlässig abgegebenes Gutachten darstelle; denn wer sich nicht die Mühe macht, das auf diesem Gebiet Erforschte, die „anerkannten Regeln der Wissenschaft" auf diesem Gebiet zu kennen, handelt fahrlässig, wenn er sich vor Gericht gutachtlich über eine solche Frage äußert.

Daß Schädelgrundbrüche bei einer Sturzgeburt zu ebener Erde nicht vorkommen, bedarf kaum der Erwähnung. Die Verhältnisse liegen hier doch wesentlich anders als beim Erwachsenen; auch der Schädelgrund des Neugeborenen, d. h. seine einzelnen Knochen, sind im Gegensatz zu den Verhältnissen des Erwachsenen erheblich verschiebbar gegeneinander, zum Teil biegsam, und eine Spannung der Basis in dem Sinne wie beim Erwachsenen, wo die Gewalteinwirkung auch beim Ansetzen an der Wölbung sich in Form der elastischen Spannung auf den Schädelgrund fortsetzt, kommt beim Neugeborenenschädel auch an der Basis wegen der lockeren Nähte nicht in Frage.

Daß bei der Feststellung von Brüchen auch der intravitale Charakter erforscht werden muß, sei kurz erwähnt, denn durch nachträgliches Einpacken in Kisten und Koffern oder durch Eingraben entstehen doch weitere Modifikationen der Brüche. Doch ist das gar nicht so einfach, wie man meinen könnte. Blut im Bruchspalt wird meist vorhanden sein, auch wenn das Leben durch andere Gewalteinwirkung, wie etwa Ersticken, bald beendigt wurde. Doch ist zu bedenken, daß nach den von verschiedenen Seiten vorgenommenen Leichenversuchen (Lesser, H. Merkel, Panning) ein postmortales Austreten von Blut sowohl bei intravitalen wie bei agonalen und sicher auch bei postmortalen Brüchen in Betracht kommt, besonders bei entsprechender Lagerung der Leiche mit dem Kopf tiefer (Merkel). Die Blutung unter der Beinhaut ist bei kurzer Überlebenszeit naturgemäß gering und wenig umfänglich, sie kann bei längerer Überlebensdauer, die aber bei den forensischen Fällen fast nie — höchstens bei Tötungsversuchen — in Betracht kommt, auch etwas ausgedehnter werden. Bemerkenswert ist jedenfalls die Tatsache, daß gerade auch bei der fälschlich behaupteten Sturzgeburt die vorgefundenen, von Schädelfissuren ausgehenden Blutungen bisweilen so geringfügig sind, daß die Behauptung der Kindsmutter, daß das Kind nach der „Sturzgeburt“ alsbald verstorben sei, zwar richtig ist, daß aber der Tod nicht durch die Schädelverletzung allein, sondern, wie so häufig, durch andersartige zusätzliche Einwirkungen auf das Kind, wie insbesondere erstickende Maßnahmen, zustande gekommen ist.

Die Blutung unter dem Bruchspalt, d. h. zwischen Knochen und harter Hirnhaut, ist meist nur sehr geringfügig, besonders dann, wenn die Blutung infolge gleichzeitiger Zerreißung des äußeren Periostes Raum zur seitlichen Ausdehnung hat. Wenn die Bruchränder nicht gerade durch die einwirkende Gewalt stärker abgelöst wurden von der Dura, was bei einer einfachen Sturzgeburt naturgemäß nie vorkommen dürfte, höchstens bei den Fällen mit gleichzeitiger mangelhafter Verknöcherung, so kann die Blutung auch *unter* dem Knochen kein nennenswertes Ausmaß erreichen. Ein extradurales Hämatom beim Neugeborenen kennen wir überhaupt nicht: die Dura haftet verhältnismäßig fest an den Nähten, es besteht eine innige Verwachsung der Dura mit dem Nahtgewebe. Außerdem führen die Fissuren am Neugeborenenschädel aus einem ganz einfachen Grunde bei mangelnder Zerreißung der Dura kaum jemals zu einer Verletzung der Arteria meningea media, aus welcher fast jedes extradurale Hämatom stammt: diese Arterie ist beim Neugeborenen an sich so außerordentlich schwach entwickelt, ist außerdem noch nicht in eine Knochenrinne der Tabula interna mehr oder weniger eingelagert, so daß sie schon aus diesem Grunde offenbar kaum jemals verletzt wird. Anders steht es mit den subduralen bzw. intermeningealen Blutungen, die gleichzeitig neben dem Schädelbruch durch die Gewalteinwirkung verursacht werden können. Diese stammen, wenn sie überhaupt bei einer Sturzgeburt vorgekommen sind, entweder aus Beschädigungen der Hirnrinde (seltener), besonders an der Gegenstoßstelle, die aber selten vorkommen, sonst am ehesten aus zerrissenen Piavenen, besonders an solchen Stellen, an denen diese, wie etwa am Schläfenpol oder an der Mantelkante, eine gewisse Strecke frei von der Pia zu einem Hirnsinus führen, so daß sie bei der Schleuderung des Gehirns durch den Sturz zerreißen können. Auch das wird bei einer einfachen Sturzgeburt nicht gerade häufig der Fall sein und auch eine so starke Beanspruchung des Schädelgrundes, daß eine Zerreißung des Kleinhirnzeltes oder andererseits der Großhirnsichel mit nachfolgender subduraler Blutung eintreten würde, ist bei der Sturzgeburt kaum anzunehmen. Immerhin könnte eine subdurale Blutung tödlicher Art bei einer Sturzgeburt auch einmal bei hohem und schwerem Sturz entstehen. Die schweren Formen der subduralen oder intermeningealen Blutung findet man aber nach unseren allgemeinen Erfahrungen, abgesehen von Tentoriumrissen, häufiger bei den aktiven Gewalteinwirkungen auf den kindlichen Schädel, wobei ja erfahrungsgemäß das erforderliche Maß der Kraft oft überschritten wird; andererseits findet man auch wieder ein gewisses Mißverhältnis zwischen der Schwere der Zertrümmerung des Schädels einerseits und dem Umfang der subduralen Blutung andererseits, nämlich dann, wenn das Kind durch die rohe Kraftanwendung so geschädigt wurde, daß das durch den Geburtsvorgang schon gefährdete Leben alsbald erlosch, oder wenn zu der heftigen Gewaltanwendung in Form mechanischer stumpfer Schläge oder Schleuderung erstickende Maßnahmen treten.

Amtliche Vorschriften für die Kopfsektion.

Hier ist der richtige Ort, um über die *Sektionstechnik bei Schädelverletzungen* Hinweise zu geben. Ganz allgemein haben wir in den meisten Ländern Spezialvorschriften für die Sektion der Kopfhöhle von Neugeborenen; diese Sondervorschriften sind deshalb notwendig, weil eine so häufige Quelle tödlicher subduraler Blutungen, nämlich die Einrisse in Tentorium cerebelli und Falx cerebri nur unter Anwendung einer besonderen Sektionstechnik nachgewiesen werden können. In Bayern gelten zur Zeit folgende Vorschriften in dieser Hinsicht, die sich von den etwas älteren preußischen Vorschriften einigermaßen unterscheiden (vgl. die Bemerkung über den Entwurf der neuen Reichsvorschriften Seite 45):

§ 33. Eine besondere Wichtigkeit kommt der Öffnung der Kopfhöhle von Neugeborenen zu:

1. Nachdem die Kopfschwarte abgezogen und dabei eine vorhandene sulzige Durchtränkung (Kopfgeschwulst) sowie etwa vorhandene Blutdurchtränkungen beschrieben sind, wird die vorliegende Beinhaut auf Blutfüllung, sowie auf das Vorhandensein einer Kopfblutgeschwulst (Blutansammlung zwischen Beinhaut und Schädeldach) geprüft, die Spannung und die Größe der großen Fontanelle, wie auch eine etwaige Unterschiebung der Kopfknochen festgestellt. Die Eröffnung der Kopfhöhle erfolgt wie beim Erwachsenen, jedoch in der Weise, daß gleichzeitig mit dem Schädeldach auch die harte Hirnhaut mit der Schere durchtrennt wird. Stellt man bei dieser Durchtrennung, die in der Hinterhauptsnaht beginnen soll, einen Bluterguß zwischen harter Hirnhaut und Gehirnoberfläche fest, so wird die horizontale Trennung nur bis auf einen Zentimeter an die Stirnmitte heran durchgeführt. Dann erfolgt die Ausschneidung der beiden Stirnbeine und Scheitelbeine, wobei die Schnittlinie sich immer einen Zentimeter außerhalb der Stirn- und Pfeilnaht haltend, wieder bis in die Hinterhauptsnaht geführt wird. Es bleibt somit ein Bügel stehen, der vom Hinterhauptsbeine nach vorne in die Stirnbeinmitte führt und bleibt die große Hirnsichel und das Zeltdach erhalten. Man bringt nun die Kindsleiche in Bauchlage, läßt die Gehirnhalbkugeln nach vorne etwas herausfallen und besichtigt die Sichel und die Oberfläche des Zeltdaches. Nun werden vorsichtig die beiden Großhirnhalbkugeln aus der Schädelkapsel herausgenommen, indem sie in der Mittellinie mit dem Messer getrennt werden; dabei wird möglichst die Hirnkammerfüllung (Blut?) festgestellt und werden beiderseits die Großhirnbrückenschenkel quer durchtrennt, so daß Zeltdach, Brücke und Kleinhirn im Schädelgrund zurückbleiben.

Die Hirnhalbkugeln werden auf einer flachen Unterlage durch Querschnitte zerlegt und beschrieben.

2. Nun wird die große Hirnsichel und — was ganz besonders wichtig ist — die Beschaffenheit der beiden Seiten des Zeltdaches untersucht und das Fehlen oder Vorhandensein von Einrissen genau festgestellt. Dann folgt die Herausnahme des Kleinhirns nach Abtrennung des Zeltdaches von den Felsenbeinpyramiden, wobei wieder besonders auf das Fehlen oder Vorhandensein von Blut in der Umgebung des Kleinhirns und im großen Hinterhauptsloch zu achten ist.

3. Stets ist auch der Untersuchung des knöchernen Schädeldaches und des Schädelgrundes auf Verletzungsspuren größte Aufmerksamkeit zuzuwenden und festzustellen, ob etwaige Verletzungen mit dem Geburtsakt zusammenhängen können oder durch sonstige gewaltsame Einwirkung entstanden sein müssen. Auch die Dicke des Schädeldaches oder seine etwaige mangelhafte Entwicklung und das Vorhandensein von Verknöcherungslücken ist zu beschreiben.

In diesen Vorschriften und auch in anderen entsprechenden ist auf das Vorhandensein von Schädelbrüchen durch Sturzgeburt oder durch aktive Gewaltanwendung nicht eigens Bezug genommen. Erfahrungsgemäß entstehen bei den

Obduzenten, wenn sie Schädelbrüche bei den Neugeborenen finden, immer wieder Zweifel, welche Technik sie anwenden sollen. Es ist nicht leicht, dafür bindende Vorschriften zu geben. Auf alle Fälle muß der Befund an den Knochen des Schädeldaches ebenso genau wie sonst durch Beschreibung und Skizze niedergelegt sein, bevor die Schädelhöhle geöffnet wird. Dazu ist es notwendig, daß man durch seichte Kreuz- und Querschnitte und nachfolgendes vorsichtiges Zurückschieben mit dem Schabeisen die Knochen von der Beinhaut bis zu den Nähten befreit. Wenn man nun die oben beschriebene Technik mit dem Bügelschnitt anwendet, dann werden naturgemäß die vorhandenen Schädelbrüche meist durch die Sektionsschnitte überkreuzt werden. Außerdem treten beim Durchschneiden der Schädelknochen mit der obenerwähnten eigens dafür konstruierten Schere trotz aller Vorsicht leicht Veränderungen des Befundes insofern ein, als infolge der entsprechenden Spannung kleinere Fissuren verlängert werden oder neue entstehen können. Dies läßt sich auch durch Verwendung einer dünnen Säge statt der sonst gebräuchlichen Schere nicht immer vermeiden. Wenn freilich ausnahmsweise die Knochen durch Fäulnis von den Weichteilen schon weitgehend gelöst oder gelockert sind, dann kann man zunächst einfach die Knochen einzeln vollends abnehmen, zurücklegen und dann erst den Duralsack öffnen. Bei frischen Leichen dagegen bleibt freilich nichts anderes übrig, als entweder, nach genauer Aufnahme und bildlicher Festlegung des Befundes, auf eine Schonung der Bruchformen zu verzichten und die übliche Methode anzuwenden oder aber von dieser Methode weitgehend abzuweichen. Zu dem letzteren Vorgehen wird man sich dann berechtigt fühlen, wenn man Wert darauf legt, die Knochenbrüche für späteres Studium oder Einsendung an ein wissenschaftliches Institut oder zur Demonstration im Gerichtssaal aufzubewahren. Auch die Gewinnung von Sammlungspräparaten für die wissenschaftlichen Universitätsanstalten darf nicht außer acht gelassen werden. Wenn die vorhandenen Brüche die horizontale Säge- oder Schneidefläche des Schädeldaches nicht nach unten überschreiten, dann kann man versuchen, das Schädeldach einfach, wie beim Erwachsenen, durch ringsum geführten horizontalen Schnitt abzunehmen. Wenn man hierbei die Schnittfläche nicht zu tief legt, kann man, ähnlich wie beim Erwachsenen, das Schädeldach mitsamt der oberen Hirnhälfte gleichzeitig in einem Zuge mittels des langen Hirnmessers abtrennen. Die Schnittfläche trifft dann die Großhirnsichel etwas oberhalb ihres Überganges in das Kleinhirnzelt und öffnet gleichzeitig meist die seitlichen Gehirnkammern (blutiger Inhalt?). Man kann etwaige Risse des Zeltdaches, selbst solche an der Übergangsstelle zur Sichel, doch noch zu Gesicht bringen, wobei freilich Zerrungen vorsichtig vermieden werden müssen. Solche Zerrungen treten besonders dann ein, wenn man die ringsum abgesägte Schädeldachkalotte — also ohne das Gehirn — abzunehmen versucht, nachdem man die Sichel vorn über dem Hahnenkamm durchtrennt hat. Da durch solche Zerrungen Einrisse besonders an der Übergangsstelle neu entstehen oder vorhandene Einrisse vergrößert werden können, ist vor einem solchen Vorgehen sehr zu warnen. Freilich ist zu bedenken, daß beim Nachweis von Schädelbrüchen zusammen mit einer subduralen Blutung die Frage der Entstehung etwaiger Einrisse im Tentorium oder in der Falx nicht immer ohne weiteres eindeutig geklärt werden kann. Wissen wir doch, daß auch bei schweren stumpfen Gewalteinwirkungen auf den Kopf nicht bloß beim Erwachsenen, sondern auch beim Neugeborenen Einrisse am inneren Bandapparat (Tentorium und Falx) entstehen können, wenn auch sicher nur selten. Wir werden also in solchen Fällen die Frage, ob die subdurale Blutung eine Geburtsverletzung oder die Folge eines schweren Sturzes bei einer Sturzgeburt oder die Folge aktiver Einwirkung auf den kindlichen Kopf darstellt, nicht immer aus dem anatomischen Befund allein völlig klären können. Bei dieser Fragestellung darf aber der Hinweis gemacht werden, daß die moderne Entwicklung der Strafgesetzgebung in Deutschland geeignet ist, dem Sachverständigen die Schwere der Verantwortung etwas zu erleichtern; denn der Zweck des modernen Strafrechts ist ja in erster Linie, den verbrecherischen Willen zu treffen und nicht in erster Linie die Strafe in Ansehung der Erfolgshaftung auszurichten. Auf unser Gebiet angewandt ist damit gesagt, daß beim Nachweis einer schweren aktiven Gewalteinwirkung auf den kindlichen Kopf zum Zwecke der Tötung des Kindes eine Anklage und Verurteilung wegen Kindsmordes auch dann erfolgt, wenn bei nachgewiesener Tötungsabsicht die Möglichkeit nicht völlig ausgeschlossen werden kann, daß der Tod des Kindes mindestens zum Teil durch eine Geburtsschädigung herbeigeführt wurde, nämlich eine subdurale Blutung, die voraussichtlich auch ohne äußere Gewalteinwirkung zum Tode des Kindes geführt hätte. Dem Rechtsgefühl des Volkes entspricht jedenfalls eine derartige grundsätzliche Stellungnahme weit mehr, als wenn eine Kindsmutter nur deshalb frei von Strafe bleibt oder mit einer leichten Strafe wegen Versuches davonkommt, weil ohne ihr Wissen das Kind schon durch die absichtlich heimlich erfolgte Geburt schwer, ja tödlich geschädigt war. Zu erreichen ist diese grundsätzliche Stellungnahme freilich nicht dadurch, daß man zu den vorhandenen Tatbeständen des Strafrechtes noch weitere Bestimmungen hinzufügt, sondern dadurch, daß man die Zahl der strafbaren Tatbestände vermindert und dem Richter viel mehr freien Raum läßt, jeden Fall, der sich doch von allen anderen irgendwie unterscheidet, individuell zu behandeln. In den Richtlinien der Strafrechtskommission sind diese Gedankengänge berücksichtigt.

Ohnmacht bei der Geburt.

An dieser Stelle, nach der Sturzgeburt, muß auch kurz von der *Ohnmacht bei der Geburt* die Rede sein. Es ist kein Zweifel, daß eine Ohnmacht bei der Geburt vorkommen kann, aber es ist ebensowenig ein Zweifel, daß eine Ohnmacht von der Kindsmutter außerordentlich viel häufiger behauptet wird als sie vorkommt. Es war seinerzeit das Verdienst von PREYER, durch eingehende Ermittlungen festgestellt zu haben, wie oft ungefähr bei Geburten eine wirkliche Ohnmacht der Mutter beobachtet wird, und zwar durch Rückfragen in den Gebäranstalten. Außerdem fand er im Schrifttum fünf Kindsmordfälle, bei welchen die angeklagten Kindsmütter zur Zeit des Gebäraktes von Zeugen in Ohnmacht angetroffen wurden; außerdem vermerkt er zehn Fälle, in welchen die Angeklagten das Bestehen einer Ohnmacht aufrechterhielten, obgleich sie die Mordtat eingestanden (zitiert bei HABERDA, Lehrbuch); übrigens hatte schon HOFMANN in einer Physikatsarbeit in München ähnliche Ermittlungen angestellt (persönliche Mitteilung von H. MERKEL, München). Auch von anderen sind einige solche Fälle berichtet. Pflicht des Sachverständigen ist es, in allen ihm vorkommenden Fällen einer behaupteten Ohnmacht durch eingehende Befragung, acht erst etwa in der Hauptverhandlung, sondern vorher schon, festzustellen, inwieweit die Behauptung der Kindsmutter glaubhaft erscheint. Dazu ist aber absolut notwendig, daß dem Gerichtsarzt bzw. gerichtsmedizinischen Sachverständigen, der oft nur die Sektion des Neugeborenen macht und dann bis zur Hauptverhandlung, zu der er kurz vor dem Termin geladen wird, nichts mehr von den Erhebungen hörte, Gelegenheit gegeben wird, die Akten zu lesen, um die Angaben und Einwürfe der Kindsmutter vorher schon kennen und würdigen zu können. In der erdrückenden Mehrzahl der Fälle läßt sich bei einigermaßen geschickter Vernehmung der Kindsmutter nachweisen, daß eine eigentliche Ohnmacht nicht bestanden haben kann. Zuzugeben ist, daß ein Zustand von Schwäche verhältnismäßig häufig bei und noch viel häufiger nach der Geburt eintritt. Daß eine Kindsmutter in dem Bestreben, alle entlastenden Punkte vorzubringen, diesen Schwächezustand vollends als Ohnmacht darzustellen versucht, ist durchaus begreiflich, und es mögen auch dann und wann Fälle vorkommen, in denen neben dem behaupteten erheblichen Blutverlust, gerade auch infolge des psychischen Ausnahmezustandes der unehelich Gebärenden, der Zustand von Schwäche und Hilflosigkeit nicht sehr weit von dem einer Ohnmacht entfernt ist. Schließlich gibt es ja auch fließende Übergänge von Einengung des Bewußtseins bis zur völligen Ohnmacht, und es ist ja nun nicht so, daß hinsichtlich der Handlungsfähigkeit eine absolute scharfe Grenze gefunden werden müßte, denn wenn wir einerseits schwere, ja tödliche Beschädigungen des Kindes durch die Ohnmacht der Mutter völlig erklären könnten, falls sie z. B. im Stehen geboren hat und gleich auf das Neugeborene hinfällt (F. STRASSMANN), so müssen wir doch andererseits auch zugeben, daß schon in einem Zustand schwerer Schwäche und Hilfslosigkeit, womöglich zum Teil verstärkt durch eine erhebliche Blutung, je nach der Situation, in der die Geburt vor sich ging, eine Schädigung des Kindes auch bis zum Tode vorkommen kann. Um zu dieser Behauptung Stellung nehmen zu können, ist die erste Beobachtung durch die herbeigerufene Hebamme oder den herbeigeholten Arzt wichtig: Welchen Eindruck machte die Kindsmutter, d. h. reagierte sie rasch und klar oder nicht auf Fragen? Wie war der Puls? Erschien sie blaß und ausgeblutet? Wenn die Kindsmutter nach vorsätzlich verheimlichter Schwangerschaft auch die Geburt heimlich erledigen will, z. B. im Bett, und zu diesem Zweck sich selbst wie auch das Neugeborene mit Bettstücken zudeckt, so wird man nicht durchaus ableugnen können, daß bei einem schweren Schwächezustand die Mutter einige Zeit nach der Geburt nicht imstande gewesen sein könnte, das Kind aus der gefährlichen Lage unter der Bettdecke zu befreien. Dabei will ich hier von den verschiedenen Graden des Schwachsinns gar nicht reden. Aber hier kommen wir schon an die gefährliche Grenze, die der Sachverständige stets vor Augen haben muß, daß ja gerade die gleichen Situationen, wie oben angeführt, von der Kindsmutter absichtlich oder fahrlässig herbeigeführt sein können; um so verantwortungsvoller wird seine Aufgabe, den Zustand der Kindsmutter während und gleich nach der Geburt soweit wie möglich zu erforschen. Wer einigermaßen kriminalistisch denken kann, der findet während einer Vernehmung der Kindsmutter in der Voruntersuchung oder in der Hauptverhandlung immer wieder einzelne Aussagen der Kindsmutter hinsichtlich des Ablaufes der Geburt und der Nachgeburtsperiode zur Begründung ihrer Handlungsweise, aus denen auf tatsächliche Handlungsunfähigkeit oder schließlich sogar auch einmal auf Bewußtlosigkeit bzw. Ohnmacht mit Sicherheit oder Wahrscheinlichkeit geschlossen werden kann. Andererseits wird aber gerade ein einigermaßen kriminalistisch Erfahrener dabei unschwer immer wieder einzelne Gesichtspunkte gewinnen, die ihm beweisen, daß die Kindsmutter bewußt lügt oder zum mindesten ihren Zustand als allzu schwer darstellt. Schließlich müssen wir doch auch die allgemeine Erfahrung heranziehen, daß ein wirklich schwerer Schwächezustand in erster Linie eben doch, normale Konstitution der Gebärenden vorausgesetzt, nur bei anormal verlaufenden Geburten mit besonders langer Dauer, mit Komplikationen, Blutungen, Krankheiten der Mutter vorkommt, und daß solche Komplikationen bei den verheimlichten Geburten der wirklichen oder vermeintlichen Kindsmörderinnen ungemein viel seltener sind als bei normalen Geburten, ist ganz sicher, ja man kann sagen, in solchen Fällen kommt es eben kaum jemals zum Kindsmord. So sind wir also berechtigt, einen besonders strengen Maßstab an den Teil des ärztlichen Gutachtens anzulegen, in welchem von dem Zustand der Kindsmutter hinsichtlich ihrer Handlungsfähigkeit die Rede ist.

Mit den

Verletzungen der Neugeborenen bei Kunsthilfe

wollen wir uns in diesem Zusammenhange nicht eingehend abgeben, denn solche Fälle spielen für die Kindsmordfrage so gut wie keine Rolle; es dürfte kaum vorkommen, daß nach Ausführung einer ärztlich geleiteten oder behandelten Geburt noch eine Kindstötung in Frage kommt. Dagegen spielen solche Vorkommnisse, die gar nicht selten sind, eine große Rolle bei der Frage des ärztlichen Kunstfehlers. Andererseits sind genaue anatomische Untersuchungen bei Fällen von Kunsthilfe für diejenigen von Wert, die sich mit der Differentialdiagnose von Verletzungen an lebenden, sterbenden oder toten Neugeborenen wissenschaftlich und praktisch zu befassen haben. Der Wert der genauen Untersuchungen solcher Fälle für analoge Fragen aus dem eigentlichen Kindsmordgebiet ist gar nicht hoch genug einzuschätzen; deshalb muß die Forderung erhoben werden, daß diejenigen Ärzte, die sich mit der Klärung von Kindsmordfällen regelmäßig zu befassen haben, ein solches Material aus Gebäranstalten zur Untersuchung zugeteilt bekommen. Es ist ungemein lehrreich, die Fragen vitaler Reaktionen, die fast bei allen Tötungsdelikten, also auch bei Kindsmord, eine zentrale Bedeutung haben, an Fällen von Perforation des Kopfes am lebenden oder toten Kinde, sowie an Fällen von erschwerten Extraktionen bei den verschiedenen Kindeslagen zu studieren. Wir haben eine Reihe von Fällen mit Brüchen der Halswirbelsäule infolge forcierter, manueller oder Zangenextraktion, ja sogar bei durch Kaiserschnitt entbundenen Neugeborenen gesehen; dabei war die Umgebung der Bruchstelle stets erheblich blutdurchtränkt, insbesondere die tiefen Halsmuskeln und das umgebende Bindegewebe — ja bis zum Rachendach und bis ins hintere Mediastinum —, außerdem war mehrmals die Medulla oder das oberste Halsmark ganz oder teilweise durchgerissen, so daß mit einem alsbaldigen Erlöschen des Lebens nach der Verletzung unbedingt gerechnet werden mußte. Andererseits war man bei solchen Fällen genötigt, alle Möglichkeiten zu erwägen, die eine solche, vitalen Charakter zeigende Ausdehnung der Blutung erklärlich erscheinen ließen. Dazu gehört z. B. die Möglichkeit, daß die Blutungen bei einer möglichen Zunahme des Zuges an der gefährdeten Stelle einsetzen, bevor das

Mark schwer geschädigt war. Auch für die Frage der Beatmung der Neugeborenenlungen vor, während und nach der Geburt spielen solche Fälle eine hervorragende Rolle. Die Bedeutung von Erfahrungen bei solchen klinisch beobachteten Fällen liegt hauptsächlich auch darin, daß wir ja bei den heimlichen Geburten, bei denen wir mit (angeblicher) Sturzgeburt, Selbsthilfe und aktiven Angriffen zu rechnen haben, uns selten auf die Angaben der Kindsmutter verlassen können, so daß es sowohl allgemein wie für den einzelnen recht schwierig ist, ein gesichertes Beobachtungsmaterial von einigem Umfang zur Verfügung zu bekommen, während bei den aus den Gebäranstalten oder von Geburtshelfern stammenden Fällen genaue Angaben im Sinne einer Anamnese vorliegen.

G. Arten der Kindestötung.

Wenn wir nunmehr von den *Arten der Kindstötung im einzelnen* sprechen wollen, so sollen entsprechend dem Zweck der vorliegenden Abhandlung in erster Linie die Schwierigkeiten dabei hervorgehoben werden. Daß für den Diagnostiker an der Leiche dabei die extrem seltenen Fälle von Stich- und Schnittverletzungen meistens verhältnismäßig einfach zu klären sind, soweit nicht vorgeschrittene Fäulniszersetzung in Betracht kommt, überrascht uns nicht, denn bei dem einwandfreien Nachweis solcher Verletzungen scheidet die Entstehung oder Mitwirkung von Sturzgeburt oder Ohnmacht der Kindsmutter so gut wie völlig aus. Höchstens akute Geistesstörung der Mutter kann gelegentlich in Frage kommen. Dagegen sind es zwei wichtige Hauptgruppen von Gewalteinwirkungen, die der Klarlegung oft Schwierigkeiten bereiten: 1. stumpfe Gewalteinwirkung, 2. gewaltsame Erstickung.

Die stumpfen Gewalteinwirkungen stellen dem Sachverständigen, ähnlich wie bei entsprechenden Einwirkungen auf Erwachsene, immer wieder die Aufgabe, zu entscheiden, ob stumpfe Verletzungen auf eine aktive Gewaltanwendung (Schlag oder Pressung oder Schleuderung) oder auf mehr passive Ursachen, wie die Sturzgeburt, oder aber auf das Fallenlassen aus den Händen oder von einem Tisch zurückzuführen sind. Ganz allgemein kann man auf kriminalistische Grundsätze hinweisen hinsichtlich der Unterscheidung der Auswirkung von Sturz oder Schlag oder offenkundiger, aktiver, stumpfer Gewalteinwirkung. Dazu gehört, wie bei der Feststellung des verletzenden Werkzeuges am Erwachsenen, der Nachweis von Teilchen des einwirkenden Gegenstandes; unter günstigen Umständen können solche Nachweise erfolgen, aber zweifellos nur selten. Ebenso ist es mit den Gewebsspuren des getroffenen und verletzten Körpers an dem verletzenden Werkzeug. Auch solche Nachweismöglichkeiten sind selten. Aus der Schwere und Ausdehnung von Zusammenhangstrennungen der äußeren Weichteile, die allerdings auch nicht gerade häufig sind, kann der Erfahrene wohl immer wieder einmal Schlüsse ziehen, insbesondere in dem Sinne, daß größere Weichteilverletzungen niemals durch einen Sturz aus geringer Höhe entstehen können. Auch für innere Zusammenhangstrennungen, wie für Ablederungen (Décollements) gilt diese Feststellung. Hier sind die früheren Ausführungen über Geburtsfolgen und -verletzungen innerer Organe (Leber, Milz, Nebennieren), die nicht mit äußeren verbrecherischen Gewalteinwirkungen verwechselt werden dürfen, heranzuziehen. Die Ausdehnung der Blutung ist nur mit Vorsicht bei dieser Differentialdiagnose zu verwerten, denn auch dann, wenn eine schwere Gewalt nur an ganz umschriebener Stelle einwirkt, kann die Gewebsblutung einen größeren Umfang annehmen, wenn das Leben noch einige Zeit gedauert hat. Eine Hauptrolle spielt bei dieser Diagnostik immer wieder die Feststellung, ob nicht mehrmalige Gewalteinwirkung sich nachweisen läßt, wie letzteres tatsächlich bei Tötung des Kindes durch Schläge oder Schleuderung oder beides zusammen erfahrungsgemäß immer wieder der Fall ist. Am knöchernen Schädel ist der Nachweis mehrmaliger Gewalteinwirkung aus dem Studium der Bruchsysteme von entsprechendem Wert (vgl. oben).

Stichverletzungen des Neugeborenen können sowohl am Kopf, Hals und Rumpf ganz offenkundig beigebracht sein, besonders auch unter Verwendung von Scheren, wie auch in raffinierter Weise durch Nadeleinstich in die Fontanellen (tödliche Meningitis) oder andere zugängliche Körperöffnungen (von der Scheide aus, wie es v. SURY, allerdings von einem 2jährigen Kinde, berichtet hat). Zweifellos spielen aber diese letztgenannten raffinierten Methoden des Kindsmords zahlenmäßig doch eine recht untergeordnete Rolle, wenngleich besonders in älteren Darstellungen dieses Gebietes gerade solche Fälle besonders hervorgehoben worden sind. Wir haben in den letzten Jahren nur einen einzigen Fall von zahlreichen Stichverletzungen in Mund und Hals gesehen.

Besonders erwähnt werden sollen hier noch kurz die sicher äußerst seltenen Fälle, bei denen das *Abschneiden des Kopfes* während oder nach der Geburt zu begutachten ist; bei solchen Fällen behauptet, wie ich es erlebt habe, die Kindsmutter entweder, sie habe das mit dem Kopf geborene Kind für tot gehalten, das Abschneiden ganz instinktiv gemacht, oder sie hätte zwecks leichterer Beseitigung dem totgeborenen Kinde nachher den Kopf abgeschnitten. Dem Arzt erwächst jedenfalls immer wieder die Aufgabe, in solchen Fällen auf Befragung des Richters oder Staatsanwaltes die Entscheidung zu treffen, ob das Kind bei Zufügung dieser Verletzung noch lebend gewesen sei; dabei wäre natürlich auch ein vorheriges Umbringen des Kindes auf andere Art und Weise, besonders durch gewaltsame Erstickung, zu erörtern. Hier spielen die Fragen der vitalen Reaktion oft eine wichtige Rolle, und es müssen genaueste Untersuchungen sowohl der Trennungsstellen wie der ganzen übrigen Organe erfolgen, um intravitales Ausbluten oder das Fehlen dieses Vorganges, etwaige Fettembolie, Blutresorption, Retraktion von Wundrändern oder Entspannung elastischer Fasern an den Schnittflächen (vgl. ÖKRÖS) und weiteres festzustellen oder auszuschließen. Freilich handelt es sich hierbei um schwierige Aufgaben, die nur von solchen Untersuchern mit einiger Aussicht auf Erfolg in Angriff genommen werden können, die über reiche Erfahrungen auf diesem Gebiet verfügen.

Von *Schnittverletzungen* ist noch das teilweise Abschneiden des Halses, ähnlich wie beim Erwachsenen, nämlich nur der Weichteile oder eines Teiles derselben, zu erwähnen. Die Fälle sind ausgesprochen selten und sind ähnlich zu untersuchen und zu begutachten wie beim Erwachsenen, wenngleich naturgemäß die Schlußfolgerungen hinsichtlich der Lage des Schnittes wie beim Erwachsenen — zur Unterscheidung von Mord oder Selbstmord — wegfallen. Man kann auch hier beim Neugeborenen den Nachweis von Verletzungen größerer Gefäße durch die bewährte Sektionsmethode mittels Injektion von den proximalen größeren Gefäßen her vornehmen; jedenfalls wird man diese Methode anwenden, bevor man in der Schnittverletzung selbst — wenn überhaupt — präpariert. Die

Feststellung einer Mehrzahl von Schnitten, die naturgemäß auch den Richter interessiert, geschieht nach den gleichen Grundsätzen wie beim Erwachsenen.

Gelegentlich sind Rißverletzungen fälschlicherweise für Schnitte angesehen worden, insbesondere im Bereich der Mundwinkel, wenn die Mutter dem Kinde mit einem oder womöglich mit zwei bis drei Fingern in den Mund fährt (vgl. oben S. 33 und unten S. 79—80), eventuell lediglich, um es am Schreien zu verhindern oder aber, um das Neugeborene durch Ersticken umzubringen. Dadurch können ein oder beide Mundwinkel einreißen in einer Tiefe von mehreren Millimetern bis über 1 cm, und diese Risse können ziemlich geradlinig und glattrandig aussehen (M. Richter). Durch Versuche kann man sich übrigens davon überzeugen, daß eine Zerreißung der Haut der Leiche des Neugeborenen einmal viel leichter geschehen kann als beim Erwachsenen und daß andererseits die Rißränder eine viel größere Neigung zum geradlinigen Verlauf — schnittartig — haben als beim Erwachsenen. Das gilt auch für die Kopfschwarte, die freilich auch beim Erwachsenen bei stumpfen Schlägen, z. B. Stockschlägen, gelegentlich ziemlich glattrandig einreißen kann.

Die Erkennung des stechenden Werkzeuges geschieht beim Neugeborenen nach den gleichen Grundsätzen wie beim Erwachsenen. Konische Instrumente erzeugen geradlinige oder durch Klaffen der Wundränder johannisbrotkern- oder zwetschgenkernförmige Öffnungen, nicht aber runde Löcher. Man kann also die Verwendung des konischen Werkzeuges nicht ohne weiteres unterscheiden von der Wirkung etwa eines Messers. Die an sich recht seltenen Stichverletzungen des Neugeborenen sind verhältnismäßig häufig durch Scheren erzeugt, wie wir das auch erst vor kurzem wieder einmal feststellten. Dabei können sowohl geradlinige wie auch etwas winklig gestaltete Schlitze in der Haut auftreten. Wenn es sich um die Verwendung von mehrkantigen Stacheln handelt, so entstehen eigenartige Figuren, die mit einer gewissen Wahrscheinlichkeit auf die Zahl der Kanten schließen lassen.

Praktisch am wichtigsten — und schwierig — sind zweifellos Feststellung und Begutachtung der

Mund- und Rachenverletzungen.

Da auch diese Tötungsart nicht selten infolge der Erregung der Kindsmutter mit besonders brutaler Gewalt geschieht, so fallen die Verletzungen an den zarten Organen oft entsprechend schwer aus. Wir haben, ebenso wie andere, mehrmals schon bei der äußeren Besichtigung von Neugeborenenleichen in der Gegend eines Kieferwinkels oder etwas weiter unten am Halse schon äußerlich eine etwa fingerkuppengroße bläuliche Blutunterlaufung gesehen und daraus von vornherein die Wahrscheinlichkeit einer inneren Verletzung durch Fingereinbohrung erschlossen, was dann durch die Sektion bestätigt werden konnte. Man geht in solchen Fällen, wie überhaupt bei der Neugeborenensektion, mit größter Behutsamkeit zu Werke: Ehe irgendein Schnitt geführt wird, werden Lippen- und Zungenbändchen besichtigt, weil beim Einführen eines oder mehrerer Finger dieselben beschädigt werden können, sodann werden sämtliche Teile der Mundhöhle einer eingehenden Besichtigung unterworfen, besonders die Stellen an den seitlichen Backentaschen und auch die Zunge, was ja durch die oben angegebene sorgfältige Sektionsmethode bei Neugeborenen mit Spaltung der Unterlippe und des Kiefers ermöglicht wird. Besonders am weichen Gaumen sahen wir oberflächliche und tiefe Einrisse, gelegentlich Abriß des weichen Gaumens oder aber der hinteren Rachenwand, Einbohrung in der Gegend einer Gaumentonsille, Abriß des Kehlkopfes von seiner Weichteilverbindung mit der Speiseröhre bzw. mit dem Pharynx, ja Fortsetzung des Verletzungskanals vor der Wirbelsäule bis unterhalb der Höhe des Kehlkopfes (vgl. MARZ). Es ist zweckmäßig, beim Verdacht einer tiefen Halsverletzung nicht nur von oben her die Weichteile zu präparieren, sondern gleichzeitig auch von unten, nämlich von der Drosselgrube her. Wenn man die Weichteile oberhalb des Zwerchfells von der Wirbelsäule durchtrennt, kann man die gesamten Brust- und Halsorgane im Zusammenhang auch von unten her ablösen. Man wird dann durch eine beginnende Blutung im Gewebe in irgendeiner Höhe des Halses vor der Wirbelsäule darauf aufmerksam, wo das Ende des Verletzungskanals zu suchen ist. Selten findet man hier irgendwelche Fremdkörper, meist ist es eben der Finger oder mehrere Finger, durch welche die Verletzungen erzeugt werden; längere Fingernägel begünstigen natürlich hier die Entstehung schwererer Weichteilverletzungen. Entweder findet man die Kinder erstickt, oder sie gehen in den ersten Lebenstagen an eitrig-jauchiger Aspirationspneumonie zugrunde.

Die Umgebungen von Mund und Nase werden besonders sorgfältig schon bei der äußeren Besichtigung auf Druckspuren untersucht. Bei mehreren Autoren ist von grauen, blassen Stellen in der Umgebung dieser Atmungsöffnungen die Rede, aus denen auf Zuhalten von Mund und Nase geschlossen werden könne. In ausländischen Sektionsvorschriften besteht teilweise die Forderung, bei Verdacht auf gewaltsame Erstickung unter allen Umständen die Weichteile der Umgebung dieser Körperöffnungen durch ringförmige Einschnitte auf Blutunterlaufungen zu untersuchen. Diese Forderung erscheint unter der gegebenen Voraussetzung durchaus richtig und dürfte sich daher auch zur Aufnahme in die kommenden deutschen Reichsvorschriften eignen. Die Grundsätze der Pietät (Aussehen der zu bestattenden Leiche) müssen ja zurücktreten gegenüber der notwendigen Klärung des Tatbestandes, andererseits lassen sich auch solche Einschnitte, wenn je einmal ein Neugeborenes, das gerichtlich geöffnet wurde, noch bestattet werden soll, durch Anlegung von Knopfnähten mit Seide und Überkleben mit Pflaster verdecken.

Nach unserer Erfahrung ist die Ausbeute bei dieser Untersuchung nicht groß, und wenn es sich nur um minimale Blutungen im Gewebe handelt, wird man solche auch nicht ohne weiteres als Bestätigung der Auffassung ansehen dürfen, daß dem Kinde die *Atemöffnungen etwa mit der Hand gewaltsam zugedeckt worden seien.* Bei der zweifellos viel häufigeren Bedeckung mit weichen Gegenständen sucht man natürlich erst recht vergeblich nach solchen Spuren. Bei unklaren Todesfällen von Neugeborenen erhebt sich in der gerichtsärztlichen Praxis immer wieder die Frage, ob ein absichtliches oder fahrlässiges

Ersticken

des Kindes möglich sei, ohne daß Zeichen der Erstickung im Sinne der allgemeinen inneren und äußeren Erstickungszeichen, ohne Merkmale des erstickenden Vorganges, nachzuweisen seien. HABERDA meinte seinerzeit, daß „Ersticken ohne Spuren selten sei“. Er leugnete also offenbar das Fehlen von Erstickungszeichen bei tatsächlichem Erstickungstod nicht rundweg. Aus dem Schrifttum kennen wir in dieser Hinsicht in erster Linie die positiven Fälle, d. h. die Fälle, bei denen irgendein eindeutiger anatomischer Befund zu erheben war, wie interstitielles Emphysem, hämorrhagisches Lungenödem, massenhaft Ekchymosen, makroskopisch oder mikroskopisch nachweisbare Fremdkörperchen. Auffallend ist aber wohl jedem kritischen und erfahrenen Untersucher die Tatsache — wenn auch psychologisch verständlich —, daß im Schrifttum nur eine sehr geringe Rolle spielen die Fälle, bei denen trotz dringendsten Verdachts der Erstickung keine anatomischen Zeichen im obengenannten Sinne erhoben sind, während andererseits gerade diejenigen Untersucher, die die größte Zahl von Untersuchungen Neugeborener durchgeführt haben, aus ihrer Erfahrung berichten können, daß solche negativen Fälle eben doch immer wieder einmal vorkommen. Hier sind wir natürlich in unseren schriftlichen und mündlichen Gutachten an die Grenze des sicheren Nachweises des Erstickungstodes gekommen.

Gründe für diese gelegentlich negative Ausbeute an anatomischen Zeichen des Erstickens kennen wir nicht. Denkbar ist, daß in manchen solchen Fällen eben doch auch noch andere Umstände die Entfaltung des eben beginnenden extrauterinen Lebens mit verhindert haben, und andererseits werden wir vielleicht doch die Vorstellung haben dürfen, daß die pathologisch-physiologischen Vorgänge, die jeweils zum Erstickungstod des Kindes führen, doch in manchen Fällen frühzeitiger zum Tode des Kindes führten, ehe so verhältnismäßig grobe Folgen wie interstitielles Emphysem oder hämorrhagisches Lungenödem entstanden sind.

Nicht unwichtig ist die Untersuchung des Inhaltes der Luftwege auf Beimengung einzelner Fasern und ähnlicher Fremdkörper, die gelegentlich hinsichtlich ihrer Herkunft bei mikroskopischer Untersuchung Aufschluß geben.

Dagegen sind am Halse häufiger Spuren gewaltsamer Einwirkung zu sehen, wenn auch zweifellos nicht so häufig, wie man es bei den nicht seltenen tatsächlichen Angriffen auf den Hals erwarten sollte. Durch das Drosseln des Kindes (durch bandförmige Instrumente) können naturgemäß Strangmarken entstehen, die ähnlichen Charakter zeigen wie beim Erwachsenen. Das gleiche gilt für Würgegriffe am Hals des Neugeborenen. Man findet auch, wenigstens in frischen Fällen, bei vorsichtigem schichtweisen Präparieren sogar erheblichere Befunde an den darunterliegenden Weichteilen als beim Erwachsenen. Neben mehr streifigen Blutungen in den bindegewebigen Zwischenräumen zwischen den Muskeln, auch in den zarten Muskeln selbst, in den Schilddrüsenlappen oder in deren Kapsel sieht man kleinere oder größere flächenhafte dunkelrote Blutaustritte, die auch noch weiter oben bis zu den Kieferwinkeln hin liegen können, auch subcutan. Ob durch Würgegriffe am Halse außer Blutunterlaufungen oder mehr oder weniger geringfügigen Abschürfungen durch Wirkung der Nägel auch Schleimhautverletzungen in den Rachengebilden oder im Kehlkopf entstehen können, darüber sind die Meinungen ziemlich einhellig, und zwar im ablehnenden Sinne (Merkel). Schönberg bejahte in einem Fall von Kindsmordverdacht die Frage nach der Möglichkeit von Schleimhautverletzungen und von Kontinuitätstrennung erheblicherer Art durch äußere Würgegriffe:

Eine Kindsmutter gab an, sie habe das heimlich geborene Kind mit beiden Händen unter der Bettdecke ergriffen, „sie habe es mechanisch gemacht“ und habe es noch gehalten, als die Hebamme kam. SCHÖNBERG erhob dabei folgenden Befund:

An der vorderen Seite des Halses findet sich in Form eines durchschnittlich 2 cm breiten Streifens eine blutrote Verfärbung der Haut, welche links am Rand des Nackenmuskels aufhört, rechts bis fast zum Nacken reicht und sich um den Nacken herum als gerötete fingerbreite Linie fortsetzt. Auf der rechten Halsseite ist die Haut im Bereich des Streifens unregelmäßig von Blutungen schwarzroter Farbe durchsetzt. Das Blut hat die Oberhaut in Blasen abgehoben, die sodann eingetrocknet sind. Zwischen den erhabenen dunkelroten Stellen finden sich kleine strichförmige mit flachen Blutungen, die etwas gebogen geformt sind. Vorne am Halse findet sich im Bereich des blutigen Streifens die Oberhaut teilweise fehlend. Nach links zu sind dicht nebeneinander gelegene hochrote Streifchen und Flecken. Oberhalb und unterhalb des Streifens erscheint die Hals- und Brusthaut bläulich. Auch in diesem Bereich sind kleine dunkelrote Vertiefungen mit feinsten strichartigen Verletzungen in der Oberhaut. Beim Ablösen der Haut von den Halsweichteilen ergibt sich, daß auf der rechten Seite das Unterhautzellgewebe und der Kopfnicker zerrissen sind, und man gelangt ohne weiteres in eine nahezu hühnereigroße blutig durchtränkte Wundhöhle. In der Tiefe derselben erscheint die Luftröhre samt dem Kehlkopf von der Wirbelsäule und den in seitlicher Lage verbliebenen Halsgefäßen abgerissen. Man sieht den Rachen und Zungengrund eingerissen, die Zunge nach oben verlagert und den Kehlkopfeingang frei in der Mundhöhle. Das Fettgewebe und die tiefe Halsmuskulatur sind stark durchblutet. Auf der linken Seite ist der Kopfnicker erhalten, in der Tiefe die Muskulatur ebenfalls durchblutet und desgleichen die Weichteile des oberen Halsdreiecks und der Mundboden. Mit dem Finger gelangt man von der Wundhöhle leicht in den Mund. Bei der Herausnahme der Hals- und Mundorgane läßt sich der oben beschriebene Abriß des Kehlkopfes und des Rachens noch weiter verfolgen. Der Riß geht in der Gegend der rechten Gaumenmandel durch die seitliche Rachenwand und seitlich in die Speiseröhre hinunter.

SCHÖNBERG meint, daß die außerordentlich schweren Weichteilverletzungen allein durch Würgegriffe außen am Halse entstanden sein könnten. Diese Möglichkeit wird von MERKEL abgelehnt. Jedenfalls entsprechen auch nach meinen Erfahrungen diese schweren Verletzungen, die SCHÖNBERG fand, ziemlich genau den Befunden, wie sie MARZ aus dem Material des Münchener gerichtsärztlichen Instituts zusammengestellt hat; bei fast allen diesen Fällen lagen Geständnisse vor, daß die Finger tief in den Mund eingebohrt wurden. Ich habe vor Jahren nichtveröffentlichte Leichenversuche mehrfach gemacht. Es gelang in keinem Falle, auch nur Zerreißungen der Schleimhaut der oberen Luft- und Speisewege durch Druck von außen her zu erzeugen.

Hinzuweisen ist noch auf die spontan auftretenden Dehnungsstreifen am Halse, die bei Gesichtslage auftreten können und die anläßlich der Leichenschau an die Wirkung einer Strangulierung denken lassen können (KALTENBACH). Zu erwähnen sind auch die Fälle, in denen das Neugeborene vorsätzlich mit dem Gesicht auf die Unterlagen, z. B. Kissen, gelegt wird, oder bei denen die Nasen- und Mundöffnungen mittels Tüchern, Kissen oder mittels der Hand zugedrückt werden. Wenn nur die sogenannten allgemeinen Erstickungszeichen vorliegen (Cyanose, flüssiges Blut, Konjunktivalblutungen, Ekchymosen der Pleura, des Epicards, des Thymus) muß an solche Tötungsarten gedacht werden; auch an die in Japan nicht seltene Todesart durch Auflegen von feuchtem Papier auf Mund und Nase ist zu denken. Bei der Obduktion muß an sorgfältige makroskopische und mikroskopische Untersuchung auf Fremdkörper an und in den Atemöffnungen und Luftwegen gedacht werden. In Betracht kommen farbige Textilfasern, Flaumfedern usw., bei denen gelegentlich die Identifizierung mit Gegenständen am Tatort gelingt (vgl. KNIPPSCHAR, BUHTZ und BECK).

Andere Tötungsarten, wie Ertränken im Wasser, Lebendverbrennen, Erfrierenlassen, elektrische Einwirkung, Verhungern, Vergiften, sind gegenüber den geschilderten Arten zweifellos ausgesprochen selten, während solche Arten der Tötung im Säuglings- und Kleinkindesalter zweifellos häufiger sind (Beseitigung der Ziehkinder, „Engelmacherei"). Beim Ertränken ist eine Ausnahme insofern zu machen, als nicht wenige Neugeborene in Gefäße oder Behälter mit flüssigem Inhalt hineingeboren werden, entweder in Unkenntnis der Geburtsvorgänge oder aber absichtlich oder fahrlässigerweise. Der Nachweis, daß Ertrinken vorliegt, geschieht in ähnlicher Weise wie beim Erwachsenen, wobei nochmals bemerkt sei, daß **Mord durch Ertränken** viel seltener ist als Beseitigung der anderswie getöteten oder aber spontan totgeborenen oder nach der Geburt spontan gestorbenen heimlich geborenen Kinder zwecks Verheimlichung von Schwangerschaft und Geburt durch Werfen ins Wasser. Wenn das Kind vorher seine Lungen durch Lufteinatmung völlig entfaltet hatte, dann können beim nachträglichen Ertrinken ähnliche Befunde von Ballonierung wie beim Erwachsenen entstehen: die Lungen zeigen vermehrtes Volumen, quellen bei Wegnahme des Brustbeins stark aus den Brusthöhlen hervor, nähern sich mit den vorderen Rändern von beiden Seiten, die Ränder erscheinen etwas abgestumpft, die Lungen sind an der Ober- und Schnittfläche verhältnismäßig blaß, das Gewebe etwas versteift, Fingereindrücke bleiben bestehen. Freilich kann man solche klassischen Zeichen des Ertrinkens nur bei ganz frischen Leichenöffnungen, die in der forensischen Praxis — auch bei Kindsmord — seltener sind, erheben. Auf dem Schnitt entleert sich aus dem Lungengewebe auf Druck feinblasiger Schaum, meist nur in mäßiger Menge, es zeigt sich lebhaftes Knistern. Die Untersuchung des Preßsaftes der Lungen auf Planktonbestandteile wird unter Umständen Aussicht auf Erfolg haben, häufiger führt jedoch die frische Untersuchung des Bronchialinhaltes oder aber die Untersuchung von Gewebsschnitten mit Einbeziehung kleinere bis mittlere Bronchien zu positiven Befunden, indem man auf diese Weise fremdartige Bestandteile aus Schmutzwasser, aus Abortgruben, besonders im Polarisationsmikroskop, pflanzliche Beimengungen u. dgl. nachweisen kann (vgl. oben!). Bei Aspiration von stark infektiösem Material, wie Jauche, Grubeninhalt, beginnt die diffuse Fäulnis der Lungen besonders rasch und macht sehr schnelle Fortschritte. Gelegentlich kann man schon durch den Geruch an der Lunge und ebenso im Magen die Art des aspirierten Inhaltes bzw. Materials, die oft schon durch den Fundort nahegelegt ist, erkennen. Ist das Neugeborene nachher von der Kindsmutter herausgeholt und gereinigt worden, so macht trotzdem der Geruch der Leiche, die Spuren in den Conjunktivalsäcken und in den Nasen- und Mundöffnungen schon bei der Besichtigung der Leiche auf die Tötungsart aufmerksam. Im Magen sind gelegentlich erhebliche Mengen von Abortinhalt festzustellen, und auch im Duodenum kann man gelegentlich geringe Mengen von Pflanzenfasern, halbverdauten Muskelfasern u. dgl. nachweisen.

Ausgesprochen selten als Tötungsart des Kindes ist das **Umdrehen des Halses** Derartige Beobachtungen liegen vor von SCHLEF und von WEISS. Im ersteren Fall war es zu einer Blutung in den Wirbelkanal gekommen, welcher das Kind nach $1^1/_2$ Tagen erlag. Die Knochen waren jedoch unverletzt. Mindestens ebenso selten ist die Tötung durch Verrenkung des Halses, wie VALENTA einen Fall veröffentlicht hat.

Beim Verbrennen von Neugeborenen wird man kaum jemals in die Lage kommen, nachweisen zu können, daß das Kind lebend verbrannt sei; das ist ja auch aus naheliegenden Gründen sicher höchst selten. Dagegen stellt Begutachtung der Beseitigung von Neugeborenenleichen, und zwar von Totgeburten wie von Umgebrachten oder aus natürlichen Ursachen Verstorbenen, wie durch Werfen ins Wasser so auch durch Verbrennung, eine häufige Aufgabe des Gerichtsarztes dar. Mitunter wurden (MERKEL u. a.) bei stark verkohlten Neugeborenen tief eingegrabene Drosselwerkzeuge am Halse, wie Mullbinden u. ä., nur teilweise verkohlt, festgestellt, so daß auf solche Funde sorgfältig zu achten ist. Bedeutungsvoll und oft gefordert ist die Untersuchung von Waschküchen, Herd- oder Ofenasche. Dabei sind freilich, wenn es sich um längeres Verbrennen, besonders in größeren Feuerungen, wobei mehrfach im Brandherd Feuerungsmaterial nachgelegt wurde, handelt, oft nur wenige kalzinierte Knochenreste zu finden. Man muß die oft große Menge zu untersuchender Asche in sorgfältiger und mühsamer Arbeit auf solche, noch dazu recht zerbrechliche Gebilde untersuchen. Die Unterscheidung von tierischen Knochen ist bei solchen ausgeglühten Fragmenten nicht immer einfach. Bei genauester Untersuchung aber können durch Vergleich doch immer wieder brauchbare Ergebnisse erzielt werden, wenn alle anatomischen Einzelheiten, wie die Lage der Knochenrinnen, Foramina nutritia usw., genau beachtet werden. Hinsichtlich der Frage des Fruchtalters (ausgetragen, unreif?) ist die neuerdings von SCHRADER getroffene Feststellung zu beachten, daß durch den Verbrennungsprozeß Röhrenknochen sowie Rippen von Neugeborenen eine erhebliche Schrumpfung erleiden können, so daß die Maße der Knochen des ausgetragenen Neugeborenen von etwa 50 cm Länge sich bis auf die eines um einige Wochen kürzer getragenen Neugeborenen verringern können. Die Knochen sind in solchen Fällen meist nicht — jedenfalls nicht alle — kalziniert, sondern teilweise verkohlt. Aber auch bei kalzinierten Knochen oder Fragmenten sind solche Schrumpfungen zu berücksichtigen. Die biologische Probe nach UHLENHUTH versagt natürlich bei kalzinierten und meist auch bei mehr oder weniger stark verkohlten Knochen. Die histologische Untersuchung der Knochen auf Zahl und Anordnung der HAVERSschen Kanälchen und Lamellensysteme, die beim Mensch und Säugetieren gewisse Verschiedenheiten zeigen, kann beim Vorliegen uncharakteristischer Fragmente versucht werden. Die Untersuchung läßt aber, besonders nach den Untersuchungen von HEY, nur selten ein wirklich absolut sicheres Ergebnis erwarten, da es nach den Untersuchungen des Autors offenbar doch Übergangsfälle gibt. Gerade bei der Untersuchung der Leiche des Neugeborenen spielen nun aber die *Leichenveränderungen im weitesten Sinne* eine erhebliche Rolle. Angesichts der oft verhältnismäßig geringen Ergiebigkeit an pathologischen Befunden ist die Neigung des weniger Geübten erfahrungsgemäß recht groß, irgendwelche Leichenerscheinungen als krankhaften Befund zu werten. Es soll nun hier an dieser Stelle nicht etwa eine vollständige Beschreibung der Leichen- und Fäulnisveränderungen, wie sie in ähnlicher Weise beim Erwachsenen sich abspielen, erfolgen, sondern es sollen neben einem kurzen Überblick die Besonderheiten beim Neugeborenen hervorgehoben werden.

H. Leichenveränderungen des Neugeborenen.

Alle Leichenveränderungen werden durch die Art der Lagerung des Leichnams sehr stark beeinflußt, sowohl hinsichtlich ihrer Intensität, der Schnelligkeit ihrer Entwicklung wie auch in mancher Hinsicht qualitativ. Dazu gehört schon die verhältnismäßig rasche postmortale **Veränderung des Neugeborenengewichtes.** Schon an der Luft und auch im trockenen Erdgrab spielt der Gewichtsverlust durch Verdunstung eine recht große Rolle. IPSEN hat seinerzeit darauf hingewiesen, daß bei reifen und annähernd reifen Neugeborenen, die an der Luft liegen, mit einem durchschnittlichen täglichen Gewichtsverlust von 6 bis 25 g zu rechnen ist, wenn der Tod gleich nach der Geburt eingetreten war. Bei unreifen Früchten fand er einen durchschnittlichen Gewichtsverlust von 48 g bei Früchten aus dem 6. Schwangerschaftsmonat, von 34,7 g bei Siebenmonatskindern und von 21 g bei Achtmonatskindern. Mazerierte Früchte verlieren täglich nach IPSEN ungefähr 53 g. Die Hauptrolle spielt die absolute Außentemperatur. Die postmortalen täglichen Gewichtsverluste sind übrigens viel geringer als die physiologische Gewichtsabnahme bei lebenden Neugeborenen in den ersten Lebenstagen. Bei Neugeborenenleichen, die im Wasser lagen und die frühzeitig nach der Geburt eingelegt wurden, fand ich bei systematischen Untersuchungen, die ich auf Veranlassung von MERKEL anstellte, eine Gewichtszunahme bis zur Mitte oder zum Ende der zweiten Woche. Sie betrug bei einem reifen Neugeborenen 14% des Anfangsgewichts. In der dritten Woche und ebenso in der vierten nahm das Gewicht dagegen ständig ab bis etwa 500 bis 700 g unter dem Ausgangsgewicht, und schließlich erfolgte wieder eine etwas schwächere Zunahme ebenfalls erheblich über das Ausgangsgewicht hinaus. Die zunächst feststellbare erste Gewichtszunahme beruht auf Wasseraufnahme, der dann folgende Gewichtssturz auf Auslaugung des Leichnams, Verlust von eiweißhaltigen und salzhaltigen Flüssigkeiten, die zweite Zunahme dagegen beruht auf dem Gewicht der auf der Haut gewachsenen Algen. Die Berücksichtigung postmortaler Gewichtsverluste, die übrigens — ebenso wie die nachherige Gewichtszunahme — bei unreifen Neugeborenen im Wasser ähnlich waren wie bei reifen, spielt gelegentlich eine wichtige Rolle, wenn es sich darum handelt, die Tragzeit des Kindes möglichst genau zu berechnen. Das kann ja aus verschiedenen Gründen wichtig sein: einmal weil die Kindsmutter als Schutzbehauptung vorbringt, sie habe die Geburt zu einem anderen, späteren Termin erwartet, als nun tatsächlich auf Grund des Entwicklungszustandes zu errechnen war. Andererseits ist es vorgekommen, daß unreife Neugeborene bei fraglicher Lebensfähigkeit beseitigt wurden und schließlich doch noch zu kürzerem oder längerem Leben gelangten, so daß dem Verantwortlichen der Vorwurf strafbarer Vernachlässigung oder fahrlässiger oder vorsätzlicher Körperverletzung oder Tötung gemacht wurde. Hier spielt die genaue Kenntnis des Gewichtes eine wichtige Rolle. Wir müssen aber schon hier betonen, daß die Länge der Frucht vielleicht doch noch wichtiger ist als das Gewicht, nach allgemeiner Anschauung auch bei Fäulnis, besonders auch deshalb, weil die postmortalen Schwankungen nicht so groß sind wie beim Gewicht. Eine leichte Verlängerung der Körpergröße kommt auch beim Neugeborenen, ähnlich wie beim Erwachsenen, in Betracht, und zwar infolge der postmortalen Lockerung der Gelenke. Wenn diese Verlängerung beim Erwachsenen 2 cm erreichen kann, so werden wir beim Neugeborenen wohl kaum mehr als $^1/_2$ bis 1 cm annehmen dürfen. Schwieriger wird die Längenmessung dann, wenn der Schädel hochgradig erweicht ist, so daß die Knochen sich unter der Kopfschwarte von den Weichteilen ablösen: dann können Fehlberechnungen um mehrere Zentimeter vorkommen. Daß schließlich schon bei beginnender, besonders aber bei fortgeschrittener Verbrennung und Verkohlung infolge eintretender Schrumpfung starke Abnahme der Länge vorkommen kann, ist ohne weiteres verständlich (vgl. oben, SCHRADER).

Die **Totenflecken** sehen oft bei Neugeborenen ganz ähnlich aus wie bei Erwachsenen. Zweifellos findet man in der Intensität ihrer Ausbildung beträchtliche Unterschiede. Das kann von verschiedenen Umständen abhängen: 1. vom Zeitpunkt der Abnabelung; mit diesem kann es zusammenhängen, ob mehr oder weniger Blut im Körper vorhanden ist; 2. vom flüssigen oder nichtflüssigen Zustand der Hauptmenge des Blutes, im ersten Falle sind die Totenflecken meist intensiver ausgeprägt; 3. von frühzeitiger, womöglich mehrfacher Umlagerung der Kindsleiche, dadurch kann die intensive Ausprägung an nur einer Seite verhindert werden, weil nacheinander eine gewisse Umlagerung des Blutes stattfindet, die mit einem mehr oder weniger starken Abblassen der ursprünglich untenliegenden Seite verknüpft sein kann. Deshalb hüte man sich bei der Leichenschau, aus einer schwachen Ausprägung der Totenflecken ohne weiteres auf allgemeine Anämie infolge frühzeitiger Abnabelung oder erheblicher Blutung aus der Nabelschnur bei unterlassener oder mangelhafter Unterbindung zu schließen. Man kann sonst durch den Befund blutreicher innerer Organe widerlegt werden.

Bei unreifen Neugeborenen sehen wir oft eine geradezu allseitige Ausprägung von Totenflecken bzw. es erscheint die Haut überall gleichmäßig rot, wenn auch eine Seite häufig etwas dunkler erscheint als die andere. Diese diffuse Rötung hängt mit mangelhafter Entwicklung der Haut bzw. der Epidermis zusammen, so daß der Papillarkörper der Cutis mit seinen Capillaren überall stärker durchschimmert.

Was die Farbe der Totenflecken betrifft, so sieht man bei stärker gekühlten Neugeborenenleichen besonders häufig eine intensive postmortale Hellrotfärbung der Totenflecken, wie wir sie ja von Erwachsenen her bei gleichzeitiger Einwirkung von Kälte und Feuchtigkeit kennen. Weiterhin ist noch bemerkenswert die Tatsache, daß nicht selten am Halse von Neugeborenen zirkuläre oder wenigstens halbkreisförmige anämische Streifen, besonders vorn, zu sehen sind, wenn die Totenflecken infolge von Bauchlage vorn ausgebildet sind, und wenn durch Beugung des Kopfes nach vorn Faltenbildung der fettreichen Haut auftritt, besonders bei kräftig entwickelten Kindern mit gutem Fettpolster der Haut. Der Unkundige kann durch diesen Befund verleitet werden, an Strangmarken zu denken.

Die intensiv graublaue Färbung des Gesichts oder auch der ganzen Kopfhaut verleitet ebenfalls gelegentlich dazu, von vornherein, z. B. bei der Leichenschau, an gewaltsame Erstickung zu denken. Dieser Befund genügt aber nicht zu einer so schwerwiegenden Schlußfolgerung, denn bei Neugeborenen kommt es naturgemäß viel leichter noch als bei Erwachsenenleichen zu einer Tieflagerung des Kopfes gegenüber dem übrigen Körper, da die Kinder ja oft alsbald nach der Geburt, bevor die Totenflecken sich ausbilden, weggeräumt werden und dabei naturgemäß sehr leicht eine Tieflagerung des Kopfes zustande kommen kann. Hochgradige Hypostase im Bereich des Gesichts, besonders der Augenbindehäute oder des ganzen Kopfes ist dann die Folge, wobei durch Senkung nicht bloß des Blutes, sondern auch der Säfte eine gewisse Anschwellung des Gesichtes zustande kommen kann. Es ist auch zu beachten, daß, ebenso wie innere, auch äußere Ekchymosen, z. B. in den Bindehäuten, durch Tieflagerung des Kopfes postmortal vergrößert, ja wohl auch gelegentlich an Zahl vermehrt werden können. Eine Entstehung von postmortalen Blutaustritten in Fällen, in denen intravital und auch agonal keine vorhanden waren, ist nach den Leichenversuchen von HABERDA und RAINER, die seither oft wiederholt wurden, nicht anzunehmen. Endlich zeigen die Totenflecke eine eigentümliche, mehr bläulichbräunliche Farbe bei allgemeiner Gelbfärbung der Körperhaut, sei es durch Gelbsucht, sei es durch intrauterinen Kindspechabgang ins Fruchtwasser.

Vertrocknungen der Haut bzw. der Oberhaut kommen gerade bei Neugeborenen besonders leicht zustande, zumal an solchen Stellen, an denen die Oberhaut besonders zart ist, also insbesondere an den Lippen, die sehr oft bräunlich, ja schwarzbraun vertrocknet erscheinen. Auch der Nabelschnurrest trocknet in trockener Luft verhältnismäßig rasch ein, besonders wenn er noch etwa von einer Hebamme nachträglich, z. B. in Zellstoff, eingehüllt wird. Bei unreifen Neugeborenen macht die Vertrocknung noch viel raschere Fortschritte als bei reifen: gipfelnde Teile, wie Nase, Fingerbeeren, zeigen vielfach starke Schrumpfung infolge Vertrocknung, also eine Art beginnender Mumifikation.

In der Kälte wird das subkutane Fettgewebe besonders auffallend starr, so daß bei entsprechender Lagerung bizarre Hautfalten entstehen, die stehenbleiben. Weiterhin kann durch diese Kältestarre des Fettes auch die Untersuchung auf das Vorhandensein der Totenstarre etwas erschwert sein, weil diese sowieso beim Neugeborenen schwächer ausgeprägt ist bzw. infolge der geringen Muskelmassen bei der Untersuchung auf Beweglichkeit in den Gelenken geringeren Widerstand bietet. Besonders häufig findet man die Gliedmaßen annahernd in der Haltung, die sie intrauterin vor der Geburt eingenommen haben. Erst längere Zeit nach dem Tode pflegt diese Haltung verlorenzugehen, so daß man schlaffe Gliedmaßen, mehr oder weniger gestreckt, dann häufiger findet. Irgendwelche kriminalistisch bedeutungsvolle Schlußfolgerungen aus der Haltung der Gliedmaßen zu ziehen, erscheint wohl in jedem Fall abwegig.

Die Hypostase hat gerade beim Neugeborenen noch eine gewisse Wirkung, die bei der Bestimmung der Geburtslage aus dem Befund am Leichnam zu beachten ist. Es ist die Kopfgeschwulst. Insbesondere, wenn sie mehr oder weniger rein serös ist, kann sie sich erheblich verlagern, wenn der Kopf längere Zeit so zu liegen kommt, daß die Kopfgeschwulst oben oder schräg nach oben lag, sie kann sich dann ziemlich weit nach der untenliegenden Seite senken bzw. ausbreiten, z. B. bis in das Bereich des anderen Scheitelbeins. Das ist auch durch die experimentellen Untersuchungen von ZIEMKE erwiesen. Im übrigen hat die Hypostase beim Neugeborenen eine ähnliche Wirkung im einzelnen wie beim Erwachsenen. Bei Öffnung des Wirkelkanals fällt die strotzende Blutfülle der umgebenden Weichteile oft auf. Auch das Kleinhirn zeigt stärkeren Blutgehalt, besonders auch der Marksubstanz. An den Lungen kann die Hypostase bei längerer Lagerung beträchtliche Grade erreichen, so daß gelegentlich Zweifel entstehen können, ob es sich nicht außer der Hypostase z. B. um eine Streifenpneumonie oder paravertebrale Pneumonie handeln könne. Die histologische Untersuchung kann hier Klarheit bringen, wenngleich auch histologisch die Wirkung der Hypostase nur unter Zugrundelegung des Gesamtbefundes von einer etwa vorliegenden hämorrhagischen Anschoppung oder einem hämorrhagischen Lungenödem und auch dann nicht immer sicher zu unterscheiden ist. Die Möglichkeit einer Vergrößerung von Ekchymosen an den Lungen durch Hypostase ist zu beachten; ja wir finden gerade an den Lungen — nicht selten nur an der einen Lunge — solche Ekchymosen und an der anderen gar keine. Durch Vergleiche mit den äußeren Totenflecken — und z. B. der Injektion der Bindehäute — können wir dann regelmäßig feststellen, daß es sich um entsprechende Seitenlage des Körpers gehandelt hat. An den Lungen also müssen wir damit rechnen, daß Lungenfellekchymosen auch postmortal entstehen können. Diese einseitige Entwicklung von Ekchymosen kann ebenfalls auch am Epikard auffallen und hat dieselbe Bedeutung. Wir sehen also, wie nahe hier gefährliche Irrtümer liegen, und wie gut wir daran tun, die Ekchymosen immer wieder vorsichtig zu beurteilen und nicht aus ihrem Vorhandensein allein auf eine gewaltsame Erstickung schließen zu wollen.

Die postmortale Transsudation hämolytischer Flüssigkeiten in die serösen Körperhöhlen ist beim Neugeborenen ähnlich wie beim Erwachsenen zu beurteilen. Daß die Hämolyse übrigens beim Neugeborenen ceteris paribus langsamere Fortschritte macht als beim Erwachsenen, hängt in erster Linie mit der verlangsamten Fäulnis infolge Fehlens der Darmbakterien zusammen. Genauer gesagt: unter gleichen Umständen beginnt zwar auch beim Neugeborenen die Hämolyse frühzeitig wie beim Erwachsenen, nämlich gleichzeitig schon mit dem Beginn der Senkung der Erythrozyten und ihrer Anreicherung in den abhängigen Teilen gegenüber dem Normalblut (Ponsold); aber die Beschleunigung der Hämolyse, die durch die Fäulnis verursacht ist, fehlt vielfach beim Neugeborenen, jedenfalls in den ersten Tagen nach dem Tod. Späterhin aber entstehen durch die Hämolyse ähnliche Bilder wie beim Erwachsenen; besonders intensive Grade der Hämolyse sehen wir zumal an den inneren Organen, bei der intrauterinen Maceration des Neugeborenen, bei der Fäulnisbakterien fehlen. An gewissen abhängigen Stellen ist mit einer stärkeren Injektion der Gewebe durch Hypostase immer zu rechnen, und zwar sowohl an den Nieren wie auch an den Hoden und natürlich im Bereich der Gesäßbacken. Bei hämorrhagischer Infiltration der Hoden, wie wir sie bei Beckenendlagen ziemlich regelmäßig sehen, ist diese Hypostasenwirkung differentialdiagnostisch zu beachten und ebenso beim Nachweis hämorrhagischer Durchsetzung der Gesäßmuskulatur einer Seite bei derselben Geburtslage. Um eine richtige hämorrhagische Infarcierung der Hoden handelt es sich dabei aber meistens nicht, sonst müßten ja alle in Beckenlage geborenen Knaben eine doppelseitige Hodenatrophie oder Hypoplasie oder fibrosis testis mit Pigmentablagerung zeitlebens haben, was aber sicher nicht richtig ist. Diaca führt die häufigen Zirkulationsstörungen an den Hoden der Neugeborenen in erster Linie auf hormonale, nicht auf mechanische Einflüsse zurück.

Von den eigentlichen **Fäulnisveränderungen** wäre besonders die Gasbildung an der Lunge zu erwähnen, die bereits S. 48, 54, 57 eingehend besprochen ist. Wir haben gesehen, daß isolierte frühzeitige Gasbildung in den Lungen zwar für stattgehabte Beatmung spricht, aber eine solche doch nicht einwandfrei beweisen kann. Die Fäulnis der Neugeborenenlunge in ihren verschiedenen Zustandsformen: luftentfaltet, nicht entfaltet, Fruchtwasseraspiration, ist außer von WALCHER noch besonders von WEIMANN untersucht worden. Hier interessiert besonders noch die auch von anderen gemachte Feststellung, daß in späteren Stadien der Gasbildung das Lungengewebe durch colliquative Fäulnis wieder völlig luftleer werden kann (im übrigen wird ja auch im Erdgrab die luftentfaltete Lunge ohne Gasfäulins schließlich wieder völlig luftleer; das gleiche ist beim Erwachsenen der Fall). Der Behauptung WEIMANNS, daß die Untersuchung der Bronchien in der faulen Lunge deswegen keine wesentlichen Vorteile biete, weil das Bronchialepithel fast immer zerstört und nur ausnahmsweise erhalten sei, können wir nicht ganz zustimmen. Auch nach Verlust des Bronchialepithels kann man versuchen, sowohl durch Färbung der elastischen Fasern wie durch Beachtung der Umrandung größerer Hohlräume, insbesondere hinsichtlich des Zustandes der glatten Muskulatur (s. oben) die Feststellung zu treffen, ob Entfaltung anzunehmen ist oder nicht. Freilich bleiben manche Fälle übrig, bei denen tatsächlich auch die Untersuchung der Bronchien ebensowenig wie die des mit Gasblasen übersäten Lungengewebes zu einer eindeutigen Feststellung führt. Auf eine weitere Schwierigkeit weist WEIMANN hin, das sind die sekundären Veränderungen, welche die eingeatmeten Vernixzellen einerseits, die Alveolarepithelien andererseits durch die Fäulnis erleiden. Durch die Ablösung der Alveolarepithelien und die Auflockerung ihres Plasma, sowie die unförmige Auftreibung der ganzen Zellen, und durch die Tatsache, daß auch die eingeatmeten Vernixzellen eine ähnliche, von HOCHHEIM als hyaline Degeneration der Alveolarepithelien bezeichnete Veränderung durchmachen können, kann es nach WEIMANN schwierig oder unmöglich werden, diese beiden Zellarten voneinander zu unterscheiden. Nach unserer Erfahrung ist die Fibrinfärbung am eingebetteten Material deswegen auch bei vorgeschrittener Fäulnis zur Unterscheidung noch gut verwertbar, weil bei der Fibrinfärbung, die mit Unrecht von WEIMANN abgelehnt wird, sich die der Fäulnis gegenüber recht widerstandsfähigen Keratohyalinkörnchen blau anfärben; die Alveolarepithelien zeigen naturgemäß diese färberische Erscheinung nicht. Zu beachten ist auch noch die Möglichkeit, daß die beiden Zellformen sehr wohl intravital wie agonal und postmortal sich dadurch verändern können, daß sie in eingeatmetem Fruchtwasser liegen, wodurch Quellungsprozesse bewirkt werden. Die Befunde von feinen Fetttröpfchen in den Alveolarepithelien möchte ich doch weit mehr als Folge der Resorption eingeatmeter Fetttröpfchen aus dem Fruchtwasser ansehen, denn als das Produkt postmortaler, fermentativ-autolytischer Prozesse. Die Befunde von braunen Pigmentkörnern in den Alveolarepithelien wurden vor längerer Zeit beschrieben (G. STRASSMANN). Sie sind nicht eisenhaltig und stellen wahrscheinlich das Produkt postmortaler Veränderungen des in die Zellen diffundierten Blutfarbstoffes dar. Weiter beschreibt WEIMANN stark basophile Gebilde, die bei hochgradiger Fäulnis aus postmortal veränderten Alveolarepithelien entstehen sollen.

Die bildliche Darstellung dieser Gebilde gemahnt freilich außerordentlich stark an eingeatmete Vernixzellen; Stellungnahme weiterer Untersucher zu diesen WEIMANNschen Befunden bzw. andere Deutungen sind mir bisher nicht bekannt geworden. Daß man bei der Diagnose Meconiumkörperchen bei vorgeschrittenem Fäulniszustand von Neugeborenenlungen vorsichtig sein muß, ergibt sich aus den postmortalen, zum Teil myelinigen Umwandlungen verschiedener Zellformen, wodurch Gebilde von ähnlichen Umrissen wie die Meconiumkörperchen entstehen können. Man wird also in Fällen von Fäulnis nur bei ganz ausgesprochenen Befunden vieler Meconiumkörperchen und womöglich dazu von Bilirubinkrystallen die Diagnose auf Meconiumaspiration stellen. Bei weiterer Fäulnis treten im ganzen Lungengewebe die verschiedenartigsten Krystalle auf, wie sie auch in sämtlichen übrigen organischen Geweben bei vorgeschrittener Fäulnis sich nachweisen lassen (Tamassia, Walcher, Weimann). Es handelt sich um Produkte der Eiweiß- und Fettzerlegung, Leucin- und Tyrosinkrystalle einerseits, Fettsäurenadeln, Margarinekrystalle andererseits.

Auch die Gasbildung im Darm und die differentialdiagnostischen Gesichtspunkte gegenüber einer Luftfüllung des Darmes ist bereits S. 60 besprochen. Im übrigen werden die parenchymatösen Organe, und zwar besonders Leber, Nieren und Milz sowie das Gehirn durch Fäulniseinwirkung mehr und mehr erweicht bei gleichzeitigem Kollaps. An diesem nimmt auch das Herz teil. Das Gehirn des Neugeborenen wird besonders frühzeitig weich und schmierig wegen seines verhältnismäßig hohen Wassergehaltes. Es lockern sich dann auch die Verbindungen zwischen den knöchernen und knorpeligen Teilen der Rippen, so daß die vordere Brustwand stärker einsinkt, bei winkliger Knickung an der Knorpelknochengrenze.

Auch dem **Madenfraß** sind die Leichen Neugeborener stark ausgesetzt, zumal die Maden sich in die weiche Epidermis, nicht nur in die Schleimhäute, der Neugeborenen einbohren. Unter die Epidermis bohren sich die aus den abgelegten Eiern ausgeschlüpften Maden gelegentlich in ganzen Knäueln ein, so daß eigentümliche Bilder entstehen. Die durch die Maden bewirkten Veränderungen und Defekte interessieren uns nicht etwa nur wegen der Differentialdiagnose zu pathologischen Veränderungen, sondern besonders hinsichtlich der Todeszeitbestimmung. Es ist damit zu rechnen, daß die Leiche eines Neugeborenen unter günstigen Umständen von den Maden in wenigen Tagen bis auf geringe Reste von Knorpeln, Bändern und Haut aufgezehrt wird (Meixner), abgesehen von den Knochen. Das ist bei derartigen Funden zu berücksichtigen, weil man sonst hinsichtlich des Geburtstermins und der Fahndung nach der Kindsmutter auf Irrwege geraten kann, denn man geht natürlich meist nicht fehl, wenn man die Todeszeit mit der Geburtszeit annähernd gleichsetzt. Auch kann bei schon hochgradiger Fäulnis des Neugeborenen die ihm zugehörige, aber an anderem Ort und zu anderer Zeit vorgefundene Nachgeburt viel länger frisch erhalten bleiben, so daß man an die Zusammengehörigkeit der beiden ernstlich zweifeln möchte (Merkel). Im übrigen kann in dieser Hinsicht an die alte Caspersche Regel erinnert werden: eine Woche Aufenthalt des Leichnams an der Luft bewirkt die gleichen Veränderungen wie zwei Wochen Aufenthalt im Wasser und acht Wochen Erdgrab. Das gilt natürlich nur für „durchschnittliche“ Verhältnisse; es müssen jedesmal etwa vorliegende besondere Umstände, die für die Fäulnis fördernd oder hemmend waren oder sein mußten, berücksichtigt werden.

Bei **Wasserleichen** spielt bekanntlich das Algenwachstum auf der Haut eine wichtige Rolle in der Todeszeitbestimmung oder aber, genauer gesagt, in der

Bestimmung der Aufenthaltsdauer im Wasser. Gerade bei den Leichen von Neugeborenen kann man hier auf gewisse Widersprüche stoßen: trotz vorgeschrittener Fäulnis fast kein oder kein Algenwachstum. Dieser Widerspruch kann nach unserer Erfahrung gelegentlich so zu erklären sein, daß die Kindsleiche tage- oder wochenlang, je nach Jahreszeit, in einem Zimmer oder einer Kammer, eingehüllt in irgendwelches Material, liegengeblieben war, bis der Fäulnisgeruch zur endgültigen Beseitigung zwang, und dann erst wurde die Leiche in bereits faulem Zustand ins Wasser geworfen. Wenn sie nun bald danach gelandet wurde, was infolge der bereits vorhandenen Gasfäulnis leicht vorkommen kann (da der kleine Leichnam dann von vornherein schwimmfähig ist), so fehlt das Algenwachstum trotz vorgeschrittener Fäulnis. So kann man manchmal aus diesem Widerspruch nicht unwichtige Schlüsse sowohl in zeitlicher wie in örtlicher Hinsicht ziehen.

Im **Erdgrab**, das bei regelrechter Bestattung etwa 1 m tief ist bei Neugeborenen, tritt je nach Zustand des Grabes Fäulnis oder auch Mumifikation ein. Bei sehr feuchten Gräbern kann natürlich auch einmal Fettwachsbildung eintreten. Die Skelettierung im Erdgrab dauert bei Neugeborenen auch nur viel kürzere Zeit als beim Erwachsenen. Man kann damit rechnen, daß in gut angelegten Friedhöfen die Skelettierung im Verlauf von höchstens 2—3 Jahren, bei vorhergehendem Madenfraß manchmal schon wesentlich früher, beendet ist. Merkel sah bei einem *eingegrabenen* Neugeborenen (Frühgeburt im 8. Monat) schon nach 3 Wochen eine fast totale Skelettierung mit völligem Abfall der knorpeligen Teile von den Knochen. Dabei gehen auch alle knorpeligen Epiphysen zugrunde, so daß nur die Diaphysen vorliegen. Das ist bei der Identifikation von Neugeborenenknochen gegenüber Tierknochen zu berücksichtigen. Bei ähnlichen Längenmaßen zeigen die Knochen von ausgewachsenen Kleintieren die spezifischen Gelenkfortsätze, die bei den Knochen des menschlichen Neugeborenen natürlich fehlen. In den kleinen Särgen können die Knochen eines reifen Neugeborenen andererseits jahrelang gut erhalten bleiben. Wir sahen z. B. bei einer Enterdigung nach 5 Jahren die Skelettknochen eines vier Wochen alten Kindes völlig erhalten.

Ein isoliertes Abfaulen oder auch Abfressen des Nabelschnurrestes kann vorkommen, und es kann auch der Hautnabel dadurch vernichtet werden, so daß ein mehr oder weniger großes Loch an der Nabelansatzstelle auftritt. Man muß sich davor hüten, bei einem solchen Befund an einem im Freien gelegenen, mehr oder weniger faulen Neugeborenenleichnam von vornherein etwa ein Ausreißen der Nabelschnur aus dem Nabel durch Sturzgeburt oder durch die Hand der Mutter anzunehmen.

Mit vorstehenden Ausführungen soll nun nicht etwa der Anspruch erhoben werden, das Gebiet der forensischen Beurteilung des Neugeborenen erschöpfend behandelt zu haben (vgl. die „Einführung“ S. IV), im Gegenteil, ich hoffe dadurch die Anregung zu geben, daß in absehbarer Zeit die Auseinandersetzung über die schwierigeren Fragen des Gesamtgebietes fortgeführt werden möge, denn nur durch immer erneute Herausstellung solcher doch immer wieder strittigen Fragen können wir zur weiteren Klärung kommen.

Literaturverzeichnis.

AHLFELD: Das intrauterine Schlucken des Fetus. Sitzgsber. Ges. Naturwiss. Marburg 1884. — Über bisher noch nicht beschriebene intrauterine Bewegungen des Kindes. Verh. dtsch. Ges. Gynäk. **2** (1888). — Referat z. Vortr. K. REIFFERSCHEID: Über intrauterine, im Rhythmus der Atmung erfolgende Muskelbewegungen d. Fetus. Zbl. Gynäk. **1911**, Nr. 31. — Siehe bei REIFFERSCHEID. — ASCHOFF: Die Erkennung akuter Todesursachen an der Leiche. Dtsch. med. Wschr. **1940 I**, 537—540 (539). — Über die mechanisch bedingten Strukturveränderungen bei operativ oder bei der Leichenöffnung entfernten Organen. Med. Klin. **1937 I**, 149—150.

BENEKE: Pathologisch-anatomische Beiträge z. E. KEHRERS Monographie: Die intrakraniellen Blutungen beim Neugeborenen. Z. Geburtsh. **120** (1940). — BERNSTEIN: Zit. bei STÄMMLER. — BESSAU in FEHR: Lehrbuch der Kinderheilkunde, Verlag Gustav Finke. — BLECHSCHMIDT: Über den Konstruktionsplan der Neugeborenenlunge. Z. Anat. — BLUMENSTOK: Zum 200jährigen Jubiläum der Lungenschwimmprobe. Vjschr. gerichtl. Med. N. F. **1883**, 39. — BÖHME: Ohnmacht in der Geburt. Dtsch. Z. gerichtl. Med. **12** (1928), m. größerem Schriftenverzeichnis. — BOHNHEIM, P.: Über die Entwicklung d. elast. Fasern i. d. fetalen Lunge. Zbl. Hamb. Staatskr.-Anst. **7**, 190 (1899). — BRESLAU: Mschr. Geburtsh. **28** (1866). — BÜNGELER: (Angeborene Leukämie) Frankf. Z. Path. **41** (1931). — BUHTZ u. BECK: Handwörterbuch d. gerichtl. Med. u. Kriminal. Berlin 1940. Kindstötung.

CAMERER: Über die Herkunft und die Natur der sogenannten Meconiumkörperchen. Dtsch. Z. gerichtl. Med. **32** (1939). — Beiträge zur Frage der Fruchtwasseraspiration. Dtsch. Z. gerichtl. Med. **29** (1938). — CRAMER: Der Meconiumpfropf des Neugeborenen. Dtsch. med. Wschr. **26** (1900).

DIACA: Anatomische und experimentelle Untersuchungen über die Pathogonese der sogenannten mechanischen Kreislaufstörungen (Ödem, Stauung, hämorrhagischer Infarkt) in den Hoden Neugeborener. Virchows Arch. **307** (1941). — DITTRICH: Der Kindsmord i. d. Ärztl. Sachverständigentätigkeit. — Sein Handbuch d. Ärztl. Sachverständigentätigkeit Bd. 6, T. 2. 1935. — DUGGE: Untersuchungen zur Magendarmprobe (Habil.-Schrift). Rostock 1910.

ELSÄSSER: Die Wölbung des Brustkorbes. — ERMANN: Luft im Magen. Virchows Arch. **66**.

FABRICE: Die Lehre von der Kindsabtreibung und vom Kindsmord, 2. Aufl., bearbeitet v. WEBER. Berlin 1905. — FORSELL: Tragfähigkeit der Nabelschnur. Arch. Gynäk. **84** (1908). — FÖRSTER, A.: (Referat Bad Ischl.) — Die Bedeutung des elastischen Systems der Lungen in der gerichtlichen Medizin. Dtsch. Z. gerichtl. Med. **25** (1935). — Die Bedeutung der histologischen Lungenprobe in der gerichtlichen Medizin. Dtsch. Z. gerichtl. Med. **18** (1932). — Die Luftröhrenäste in gefaulten Lungen von Neugeborenen. Dtsch. Z. gerichtl. Med. **20** (1933). — Virchows Arch. **241**. — FRAENKEL u. WEIMANN: Zur histologischen Lungenprobe. Dtsch. Z. gerichtl. Med. **6** (1926). — FRANZMEYER, JOHANNA: Über den Lungenbefund bei Tot- und Neugeborenen unter besonderer Berücksichtigung der Fruchtwasser-Aspirationspneumonie. Diss. Med. Berlin 1934. — FREYER: Die Ohnmacht bei der Geburt vom gerichtsärztlichen Standpunkt. Berlin 1887. — FRITSCH: Gerichtsärztliche Geburtshilfe. Stuttgart 1901. — FRITZ: (Angeborene Leukämie) Dtsch. Z. ger. Med. **35** (1941).

GÖTZ, RUDOLPH: Leukozytenfiltrate der Nabelschnur, Wasserstoffionenkonzentration des Fruchtwassers und Frühgeburt. Arch. Gynäk. **155** (1934). — GRÖGER: Die anatomischen Veränderungen kurz nach der Geburt (Pleura, Thymus). Anat. H. **59** (1920). — Die anatomischen Veränderungen kurz nach der Geburt IV. Zum Mechanismus der Erweiterung der Pleurahöhle. Z. Anat., Abt. I **79**. — Anatomische Veränderungen im Mediastinum kurz nach der Geburt. Verh. anat. Ges. **1920** (Ergänzungsheft z. Anat. Anz. **53**). — GRUBER-KAUFMANN: Lehrbuch der path. Anotomie. — GUMMERSBACH: Die strafrechtliche Wertung der Kindestötung. Münch. med. Wschr. **1938 I**.

HABERDA: Gasfäulnis. Arch. Gynäk. **67** (1902). — Fort mit der Lungenschwimmprobe. Dtsch. Z. gerichtl. Med. **14** (1930). — Die fetalen Kreislaufwege des Neugeborenen und ihre Veränderungen nach der Geburt. Wien 1896. — HABERDA u. RAINER: Postmortale Ekchymosen. Vjschr. gerichtl. Med. — HABICHT, K.: Über Schlucktätigkeit und physiologische Atembewegungen des Fetus im Uterus I. D.Würzburg 1939. — HEISS: Der Atmungsapparat. Im Handb. d. mikrosk. Anat. d. Menschen V/3. — HELLY, K.: Lebend oder tot geboren. Schweiz. med. Wschr. **1941**, Nr. 6. — HENDERSON: Atmung, Erstickung, Wiederbelebung. Übersetzt von KLIMMER, Leipzig 1941. — HERXHEIMER: in SCHWALBE: Morphologie der Mißbildungen. — HESS, LISELOTTE: Die Lebensproben (Lungen- und Magendarmschwimmprobe) in ihren gegenseitigen Beziehungen zueinander (nach den Neugeborenen-Sektionen d. ger. med. Inst. München). Beitr. gerichtl. Med. **12**. Wien 1932. — HOCHHEIM, K.: Über einige Befunde in den Lungen von Neugeborenen und die Beziehungen derselben zur Aspiration von Fruchtwasser. Festschr. f. ORTH. Berlin 1903. Zbl. Path. **1903**, H. 14. — HÖBER: Zit. bei STÄMMLER.

IPSEN: Über die postmortalen Gewichtsverluste bei menschlichen Früchten. Vjschr. gerichtl. Med., III. F. **7** (1894).

JÜNGLING, ARMIN: Kasuistische Beiträge über mehrfachen Kindsmord mit Betrachtungen über die Psychologie und strafrechtliche Würdigung des Kindsmordes im allgemeinen. Diss. med., München 1935.

KALTENBACH: Dehnungsstreifen am Hals bei Gesichtslage. Zbl. Gynäk. **1888** (zit. bei HABERDA). — KANITZ, H. R.: Über den Fettgehalt der Lungen von Feten. Virchows Arch. **291** (1933). — KASPER: Die Wölbung des Brustkorbes. — KEHRER: Die intrakraniellen Blutungen bei Neugeborenen. Zbl. Geburtsh. **118** (Beilageh.) (1939). — KENYERES, B.: Das Obduktionsverfahren bei der gerichtlich-medizinischen Untersuchung der Leichen Neugeborener. Festschr. f. ZANGGER I, S. 17. — KERMAUNER (zit. bei v. REUSS). — KNAPP: Der Scheintod d. Neugeborenen, Teil 3. — KNIPSCHAAR, LISELOTTE: Kritisch-statistische Übersicht über die Leichenbefunde an den im gerichtl.-medizinischen Institut in München wegen Kindsmord und Kindsmordverdacht sezierten Neugeborenen. Diss. Med. München 1931. — KOCKEL: Leukozyten am Nabelring. Beitr. path. Anat. **24** (1898). — KORT, W.: Über die Färbbarkeit der elastischen Fasern in der Lunge des Neugeborenen. Diss. Med. Heidelberg 1935. — KÜTTNER: Studien über das Lungenepithel. Virchows Arch. **66** (1876).

LESSER: Über Folgeerscheinungen postmortaler mechanischer Gewalteinwirkungen. Vjschr. gerichtl. Med. **13** (1897); **44** (1921). — LINSER: Über den Bau und die Entwicklung des elast. Gewebes in der Lunge. Anat. H. **1900**, L. 42/43. — LOESCHKE: Im Handbuch der spez. path. Anatomie, herausgegeben von HENKE und LUBARSCH Bd. 3, T. 1. 1928.

MARDNER: Der Meconiumpfropf und seine Bedeutung in gerichtsärztlicher Hinsicht. Diss. Med. Gießen 1909. — MARZ, EDUARD: Über die angeblich durch Gebärselbsthilfe erzeugten Mund- und Rachenverletzungen bei Neugeborenen und deren Bedeutung für die Kindsmordfrage. Diss. Med. München 1927. — MEIXNER: Zur Unterscheidung von Luftatmung und Fäulnis an Lungen Neugeborener. Festschr. f. ZANGGER I, S. 26. — Das Glykogen der Leber bei verschiedenen Todesarten. Beitr. gerichtl. Med. **1**. Wien 1911. — Leichenzerstörung durch Fliegenmaden. Z. Med.beamte **1922**, 407. — MERKEL: Über das Zustandekommen von Mund- und Rachenverletzungen bei Neugeborenen. Dtsch. Z. gerichtl. Med. **14** (1930). Im Anschluß an die Arbeit von SCHÖNBERG: Sind ausgedehnte Rachenverletzungen durch Würgen möglich? Dtsch. Z. gerichtl. Med. **14**, 78. — Gerichtsärztliche Gesichtspunkte und Verfahren bei der Beurteilung der Leichen von Neugeborenen und Kindern. Im Handbuch der allg. Path. und d. path. Anatomie des Kindsalters, herausgegeben von BRÜNING u. SCHWALBE. Wiesbaden 1914. — Leichen- und Fäulniseinwirkungen an menschlichen Leichen. Erg. Path. **33** (1937). — Über Todeszeitbestimmungen an menschlichen Leichen. Dtsch. Z. gerichtl. Med. **15** (1930). — MERKEL u. WALCHER: Gerichtsärztliche Diagnostik und Technik. Leipzig 1936. — MESSERER: Friedreichs Bl. gerichtl. Med. **1885**, 81.

NAUJOKS: Die Geburtsverletzungen des Kindes. Stuttgart 1935. — NIPPE: Ergebnisse mikroskopischer Untersuchungen von Lungen Neugeborener für die Feststellung des Gelebthabens. Ärztl. Sachverst.ztg. **19** (1913). — Demonstration von Lungenschnitten Neugeborener betr. die Diagnose des Lebens nach der Geburt. Vjschr. gerichtl. Med., III. F. **47** (1914).

OEKRÖS: Gerichtlich-medizinische Bedeutung des elastischen Fasersystems der Haut. Dtsch. Z. gerichtl. Med. **29** (1938). — ORSÓS: Der Nachweis von Luftspuren in der fetalen

Lunge. Dtsch. Z. gerichtl. Med. **32** (1939). — OTTOLENGHI: Die elastischen Fasern in der fetalen Lunge und in der Lunge des Neugeborenen. Vjschr. gerichtl. Med., III. F. **25/26** (1903).

PANNING: Schädelbrüche beim Neugeborenen. Dtsch. Z. gerichtl. Med. **13** (1940). — PEHLKE: Über seltene Zwerchfellhernien. Beitr. path. Anat. **104** (1940). — PEIPER: Unreife und Lebensunfähigkeit. Leipzig 1938. — Unreife und Lebensschwäche. Leipzig 1937. — Die Atmung des Neugeborenen. Jkurse ärztl. Fortbildg. **24** (1933). — PEISER: Zit. bei LOESCHKE. — PETROFF: Zur Beurteilung der angeborenen und bei der Geburt zustandegekommenen Kopfschwartendefekte Neugeborener. Diss. med. München, 1928. — PIETRUSKI: Öffnung des Wirkelkanals bei Neugeborenen. Dtsch. Z. gerichtl. Med. **21** (1933). — PUPPE: Mschr. Geburtsh. **29** (1909).

REBLING: Ein Beitrag zur Genese der angeborenen Hautdefekte. Beitr. path. Anat. **104** (1940). — REIFFERSCHEIDT, A.: Zit. bei REIFFERSCHEIDT, W. — REIFFERSCHEID, W.: Isolierte Ruptur einer Nabelschnurarterie bei Spontangeburt. Arch. Gynäk. **169**. — Untersuchungen zum Nachweis physiolog. Atembewegungen u. Lungenfunktionen beim Fetus. Habit.-Schr., Z. Geburtsh. **122** (1941). — REUSS, H. v.: Pathologie der Neugeburtsperiode. Im Handbuch der Kinderheilkunde von PFAUNDER u. SCHLOSSMANN, 4. Aufl., Bd. 1. 1931. — REUTER, F.: Forensische Gynäkologie. In HALBAN-SEITZ: Biologie und Pathologie des Weibes. Mit größerem Schriftenverzeichnis. Wien 1929. — RICHTER, MAX: Gerichtsärztliche Diagnostik und Technik. Leipzig 1905. — RÖSSLE: Technik der Obduktion mit Einschluß der Maßmethoden. ABDERHALDENS Handb. Abtlg. VIII, Teil 1/2, 1927. — RÖSSLE u. ROULET: Maß und Zahl in der Pathologie. Pathologie und Klinik in Einzeldarstellungen Bd. 5. Berlin 1932: — ROSTHORN u. KERMAUNER: Gerichtliche Geburtshilfe. In DITTRICHS Handbuch der ärztlichen Sachverständigentätigkeit. 1911.

SAENGER: Zit. bei SCHWARTZ u. HABERDA, Lehrbuch. — SCHLEF: Zit. bei HABERDA. — SCHÖNBERG, S.: Sind ausgedehnte Rachenverletzungen durch Würgen möglich? Bemerkungen zu der Arbeit von MERKEL. Dtsch. Z. gerichtl. Med. **14**, 78 (1930). — Über das Zustandekommen von Mund- und Rachenverletzungen bei Neugeborenen. Dtsch. Z. gerichtl. Med. **14**, 459 (1930). — SCHÖNBERG u. NASS: Die Bedeutung des Verhaltens der elastischen Fasern in Lungen Neugeborener für die Diagnose des Gelebthabens. Festschr. f. ZANGGER I, S. 33. — SCHMIDT, M. B.: Harnsäureinfarkt. In Handbuch d. allg. Path. von KREHL u. MARCHAND Bd. III/2. 1921. — SCHMORL: Luftleere Lungen nach 30stündigem Leben. Zbl. Gynäk. **1901**. — SCHRADER: Untersuchungen zur Altersbestimmung an Knochen verbrannter Neugeborener und Frühgeburten. Dtsch. Z. gerichtl. Med. **29** (1938). — SCHWARTZ, L.: Die geburtstraumatischen Schädigungen des Kopfes Neugeborener. Mschr. Kinderheilk. **34**, 511 (1926). — Weitere Beiträge zur Kenntnis der anatomischen Nierenveränderungen der Neugeborenen und Säuglinge. Virchows Arch. **267**, H. 3 (1928). — SCHWARTZ, PH.: Hirnbefunde bei Neugeborenen. Dtsch. Z. gerichtl. Med. **15** (1930). — SEEMANN, G.: Über den feineren Bau der Lungenalveole. Beitrag zur Frage des respiratorischen Epithels. Beitr. path. Anat. **81** (1929). — Histobiologie der Lungenalveole. Jena 1931. — SIEBERT: Die Altersbestimmung menschlicher Früchte u. ihre gerichtlich-medizinische Anwendung. Dtsch. Z. gerichtl. Med. **34** (1941). — SONNTAG, F.: Über die das Leben ausschließenden Mißbildungen bei Neugeborenen unter Mitteilung zweier Fälle von angeborenem Nierenmangel. Diss. Med. München 1936. — STÄMMLER: Die Bedeutung der elastischen Fasern in den Lungenalveolen und -kapillaren für klinische und gerichts-medizinische Beurteilung. Dtsch. Z. gerichtl. Med. **25** (1935). — STÖCKEL: Ruptur der Arteria umbilicatis. In WINCKELS Handbuch der Geburtshilfe Bd. 2, T. 3. 1905. — SZABO: Zwerchfellveränderungen bei langsamer Erstickung. Dtsch. Z. gerichtl. Med. **33** (1940). — SZLAWIK: Über Lungenveränderungen bei Neugeborenen, mit besonderer Berücksichtigung der Fruchtwasseraspiration. Beitr. path. Anat. **89** (1932). — STRASSMANN, F.: Kindsmord, in Realencyklopädie d. ges. Strafrechtswissenschaften. Medizin und Strafrecht. — STRASSMANN, G.: Vjschr. gerichtl. Med. **62** (1921). — STUMPF, M.: Die gerichtliche Geburtshilfe. In v. WINCKELS Handbuch der Gynäkologie Bd. 3, T. 3. 1907. — v. SURY: Vjschr. gerichtl. Med. **57** (1919).

TAMASSIA: Riv. sperim. di medic. legale 1876. — TEUFFEL: Elastische Fasern der Lunge. Arch. Anat. **1902**. — Die Entwicklung der elastischen Fasern in der Lunge des Fetus. Arch. Anat. **1902**.

UNGAR: Der Kindsmord. In SCHMITTMANN: Handbuch der gerichtlichen Medizin Bd. 2. 1905. — Zur Lehre von der Lungenatelektase. Jb. Kinderheilk. **1909**, Nr. 69.

VALENDA: Zitiert bei HABERDA. — VOGT, E.: Die Erkrankungen des Neugeborenen. Stuttgart: Enke 1940.

WALCHER, G.: Persönliche Mitteilung. — WALCHER, K.: Struma congenita und natürlicher Tod des Neugeborenen. Zbl. Gynäk. **1932**, 1578. — Blutungen im Lungengewebe von Neugeborenen. Dtsch. Z. gerichtl. Med. 8 (1926). — Über Leichenfäulnis, mit besonderer Berücksichtigung der Histologie derselben. Vjschr. Virchows Arch. **268** (1928). — In HUECK-FREY: Ergebnisse der allgemeinen Pathologie. — Über die postmortalen Gewichtsveränderungen menschlicher Früchte im Wasser. Dtsch. Z. gerichtl. Med. **15** (1930). — Über Geburtsverletzungen des Neugeborenen. Med. Welt **21** (1939). — WALZ, W.: Über die Bedeutung der intrauterinen Atembewegungen. Msch. Geburtsh. **60** (1922). — Zur Kenntnis und Ätiologie der kongenitalen Hautdefekte am Schädel Neugeborener. Mschr. Geburtsh. **65**. — Über die Bedeutung der intrauterinen Atembewegungen. Mschr. Geburtsh. **60** (1923). — WEHEFRITZ: Arch. Gynäk. **1927**, 129. — WEIL: Über die Bedeutung des Mekoniumpfropfes beim Neugeborenen. Dtsch. med. Wschr. **1902**. — Zur histologischen Untersuchung der Neugeborenenlunge. Dtsch. Z. gerichtl. Med. **12** (1928). — WEISS, TH.: Experimentelle Untersuchungen über Verschluß der Atemwege und der Halsblutgefäße des Neugeborenen durch Umdrehen des Kopfes. Ebenda **27** (1937). — WEISSENBERG: Bei RÖSSLE u. ROULET a. a. O. S. 110. — WETZEL, G.: Die Luftröhre und die Lungen des Kindes. In Handbuch der Anatomie des Kindes Bd. 1, Lief. 4. 1936.

YLPPÖ: Das Schädeltrauma bei der Geburt. Mschr. Kinderheilk. **34** (1926).

ZANGEMEISTER: Tafeln zur Altersbestimmung der Frucht usw.

Druck von C. G. Röder, Leipzig.

Lehrbuch der Kinderheilkunde. Zweite, umgearbeitete Auflage. Von **Ph. Bamberger, R. Degkwitz, E. Glanzmann, F. Goebel, J. Jochims, W. Keller, E. Rominger, A. Wiskott.** Mit 233 zum Teil farbigen Abbildungen.

Erscheint im November 1941

Einführung in die Kinderheilkunde. In 115 Vorlesungen für Studierende und Ärzte. Von Dr. **E. Glanzmann,** Professor der Kinderheilkunde an der Universität Bern. Mit 72 Abbildungen im Text. VII, 512 Seiten. 1939.

RM 15.—; gebunden RM 16.80

Diagnostik der Kinderkrankheiten mit besonderer Berücksichtigung des Säuglings. Eine Wegleitung für praktische Ärzte und Studierende. Von Professor Dr. **E. Feer,** Zürich. Vierte, umgearbeitete und erweiterte Auflage. (Aus „Enzyklopädie der klinischen Medizin", Spezieller Teil.) Mit 279 zum Teil farbigen Abbildungen. XIII, 377 Seiten. 1931.

RM 22.60; gebunden RM 24.80

Biologische Daten für den Kinderarzt. Grundzüge einer Biologie des Kindesalters. In 3 Bänden.

Erster Band: **Wachstum (Körpergewicht. Körperlänge. Proportionen. Habitus). — Skeletsystem — Blut — Kreislauf — Verdauung.** Von Privatdozent Dr. **Joachim Brock,** Oberarzt der Univ.-Kinderklinik Marburg a. L. Mit 23 Abbildungen. XI, 252 Seiten. 1932. RM 18.60; gebunden RM 19.60

Zweiter Band: **Atmungsapparat — Harnorgane — Drüsen mit innerer Sekretion — Nervensystem — Stoffwechsel (Kraftwechsel. Wärmehaushalt. Wasserwechsel. Säurebasenstoffwechsel).** Bearbeitet von dem Herausgeber Professor **Joachim Brock,** Marburg a. L., Professor **Erwin Thomas,** Duisburg, Professor **Albrecht Peiper,** Wuppertal-Barmen. Mit 38 Abbildungen. VIII, 321 Seiten. 1934.

RM 26.—; gebunden RM 27.20

Dritter Band: **Stoffwechsel (Eiweißstoffwechsel. Kohlehydratstoffwechsel. Fettstoffwechsel. Mineralstoffwechsel). — Biochemie der Körpersäfte — Ernährung — Haut — Immunbiologie — Statistik.** Bearbeitet von dem Herausgeber Professor **Joachim Brock,** Bad Dürrheim (Schwarzwald), Professor **H. Knauer,** Bonn, Professor **B. de Rudder,** Frankfurt a. M., Professor **J. Becker,** Bremen, und Dozent **K. Klinke,** Breslau. Mit 24 Abbildungen. X, 389 Seiten. 1939.

RM 36.—; gebunden RM 37.20

Die pathologische Anatomie der Familie. Von Professor Dr. **Robert Rössle,** Pathologisches Institut der Universität Berlin. Mit 96 Abbildungen. VIII, 352 Seiten. 1940. RM 28.20; gebunden RM 29.70

Maß und Zahl in der Pathologie. Von Professor Dr. **Robert Rössle,** Direktor, und Dr. **Frédéric Roulet,** Oberarzt am Pathologischen Institut der Universität Berlin. („Pathologie und Klinik in Einzeldarstellungen", 5. Band.) Mit 27 Abbildungen. VII, 144 Seiten. 1932. RM 16.—; gebunden RM 17.40

Zu beziehen durch jede Buchhandlung